国家卫生健康委员会"十四五"规划教材

全国中等卫生职业教育教材

供护理专业用

重症监护技术

第 3 版

主　编　郝　强

副主编　战明侨　李　芳

编　者（以姓氏笔画为序）

李　芳（珠海市卫生学校）

邱竹音（黑龙江护理高等专科学校）

郑闪闪（安徽省淮南卫生学校）

赵培兰（云南省临沧卫生学校）

郝　强（安徽省淮南卫生学校）

战明侨（山东省烟台护士学校）

彭　静（萍乡卫生职业学院）

人民卫生出版社

·北　京·

图书在版编目（CIP）数据

重症监护技术 / 郝强主编. — 3 版. —北京：人民卫生出版社，2022.11
ISBN 978-7-117-33818-9

Ⅰ.①重… Ⅱ.①郝… Ⅲ.①险症－护理－中等专业学校－教材 Ⅳ.①R459.7

中国版本图书馆 CIP 数据核字（2022）第 194837 号

人卫智网	www.ipmph.com	医学教育、学术、考试、健康，购书智慧智能综合服务平台
人卫官网	www.pmph.com	人卫官方资讯发布平台

重症监护技术
Zhongzheng Jianhu Jishu
第 3 版

主　　编：郝　强
出版发行：人民卫生出版社（中继线 010-59780011）
地　　址：北京市朝阳区潘家园南里 19 号
邮　　编：100021
E - mail：pmph @ pmph.com
购书热线：010-59787592　010-59787584　010-65264830
印　　刷：中农印务有限公司
经　　销：新华书店
开　　本：850×1168　1/16　印张：9　插页：1
字　　数：192 千字
版　　次：2008 年 1 月第 1 版　2022 年 11 月第 3 版
印　　次：2022 年 11 月第 1 次印刷
标准书号：ISBN 978-7-117-33818-9
定　　价：39.00 元

打击盗版举报电话：**010-59787491**　E-mail：**WQ @ pmph.com**
质量问题联系电话：010-59787234　E-mail：zhiliang @ pmph.com
数字融合服务电话：4001118166　E-mail：zengzhi @ pmph.com

修订说明

为服务卫生健康事业高质量发展，满足高素质技术技能人才的培养需求，人民卫生出版社在教育部、国家卫生健康委员会的领导和支持下，按照新修订的《中华人民共和国职业教育法》实施要求，紧紧围绕落实立德树人根本任务，依据最新版《职业教育专业目录》和《中等职业学校专业教学标准》，由全国卫生健康职业教育教学指导委员会指导，经过广泛的调研论证，启动了全国中等卫生职业教育护理、医学检验技术、医学影像技术、康复技术等专业第四轮规划教材修订工作。

第四轮修订坚持以习近平新时代中国特色社会主义思想为指导，全面落实《习近平新时代中国特色社会主义思想进课程教材指南》《"党的领导"相关内容进大中小学课程教材指南》等要求，突出育人宗旨、就业导向，强调德技并修、知行合一，注重中高衔接、立体建设。坚持一体化设计，提升信息化水平，精选教材内容，反映课程思政实践成果，落实岗课赛证融通综合育人，体现新知识、新技术、新工艺和新方法。

第四轮教材按照《儿童青少年学习用品近视防控卫生要求》（GB 40070—2021）进行整体设计，纸张、印刷质量以及正文用字、行空等均达到要求，更有利于学生用眼卫生和健康学习。

第四轮教材修订编写工作于 2021 年正式启动，将于 2022 年 8 月开始陆续出版，供全国各中等卫生职业学校选用。

2022 年 7 月

前　言

为了更好地适应卫生职业教育高质量发展,在全国卫生健康职业教育教学指导委员会专家指导下,我们根据职业教育国家教学标准体系相关文件要求,对《重症监护技术》(第2版)内容进行了修订。

全书共七章,总体上与上版教材保持一致,同时注入了新的教材编写理念,更新了教材内容。与上版教材相比,本教材有如下变化:第一章第二节,更新为"重症监护室的模式及收治范围";第二章第五节更新为"重症监护中常见的护理事项",第六节进行了重新编写;第三章增添了部分新技术,以利于学生知识的拓展;第四章删除了"外科引流管的护理",以避免与相关学科的交叉重复,增添了"体外膜氧合导管的护理"内容,更有利于学生实际能力的培养,适应实际岗位的需要;第五章"重症监护病人的体位转换及转运方法"重新进行了编写,更加突出知识的完整性,便于学生实际操作和运用;第六章对部分内容进行了补充和系统化,有利于学生完整地掌握知识和操作过程;第七章内容进行了调整和缩减。

本教材特点:突出课程育人理念和以"岗位胜任力"为导向的理念,按照工作岗位要求,明确培养目标,在实践技能方面分层次设置教学目标,培养技能型护理专业人才;贯彻现代职业教育理念,坚持"立德树人",融传授知识、培养能力、提高素质为一体,突出教材的启发性、指导性;根据岗位工作任务和职业能力要求优化教材,设置"情景与任务"模块,强化理论实践一体化,突出"做中学,做中教"的现代职业教育理念。

本教材主要供全国中等职业学校三年制护理专业学生使用。

本教材在修订过程中得到了各编者所在单位领导和同事们的大力支持,在此一并致以诚挚的谢意!

由于编者时间有限,本教材难免存在疏漏之处,衷心希望广大师生给予斧正。

郝　强
2022 年 7 月

目　录

第一章 | 绪论

01章

01 章 数字内容

学习目标

1. 具有敬畏生命、救死扶伤的职业精神,尊重病人的情感意识。
2. 掌握重症监护技术的概念与范畴。
3. 熟悉重症监护室的模式、重症监护室的收治范围。
4. 了解重症监护技术的产生与发展、重症监护室的组成、重症监护室的工作任务。
5. 学会重症监护技术知识,运用急危重症病人的护理技术,促进危重病人的康复。

工作情境与任务

导入情境

病人,男性,56 岁,在跑步过程中,突然晕倒,神志不清,现场医生立即检查,病人已无心跳,无呼吸,全身发绀,大动脉搏动消失,立即给予胸外心脏按压,途中持续胸外心脏按压,到达当地医院 ICU 室,立即电除颤、气管插管、机械通气、静脉推注肾上腺素和阿托品等抢救后,病人于 20min 恢复心跳,心率 140 次 /min。

工作任务:

1. ICU 的模式。
2. ICU 收治范围和对象。

第一节 概　　述

一、重症监护技术的概念与范畴

（一）重症监护

重症监护是指对收治的各类病情危重病人,运用先进的医疗技术、现代化的医学监护和抢救设备,对其实施连续病情监测以及加强治疗与护理。对病情危重者实施重症监护,从而能最大限度地保障病人的生存及后续的生命质量。重症监护是一个独立的医疗领域,随着生物医学工程产品的不断更新,各种先进的监护仪器、高新生命支持设备与技术在临床的应用,以及从事重症监护工作医护人员经验的积累和素质的提高,使得各类危重症病人能得到及时有效的救治,大大地提高了治愈率,显著降低了死亡率。重症监护技术是研究对各类危重症病人实施集中的连续病情监测、加强治疗和护理,最大限度地确保病人生存及随后的生命质量所运用的方法和技能的一门学科。

（二）重症监护技术的范畴

重症监护技术是危重症医学的分支学科,涉及护理专业的各专科领域,主要以循环、呼吸、神经系统作为监护对象,为危重症病人提供多脏器功能支持。目前主要的范畴包括:

1. 重症监护室的工作任务和范围。

2. 重症监护室的护理管理,包括重症监护室的设置与设备、工作规程、护理常规、护理文件书写以及护士的必备素质等。

3. 重症监护常用的护理技术,包括各脏器功能监护技术、机械通气技术、泵控技术等。

4. 重症监护中各种导管的护理,包括人工气道、静脉输液、输血导管、各种常用的外科导管护理等。

5. 重症监护病人的体位转换及转运方法。

6. 重症监护病人的基础护理,包括饮食与营养、清洁卫生、排泄护理等。

7. 重症监护病人的常见心理问题,并为病人提供个性化的心理护理,帮助病人尽快适应机体的功能障碍,减轻病人所承受的心理压力等。

二、重症监护技术的产生与发展

重症监护技术是现代护理学与现代重症医学高度结合的一门学科,重症监护学的发展史就是护理学、危重病学与现代医疗高科技的发展史。

早在 1863 年,南丁格尔结合自己的体会,提出了手术后病人应放在一个特定的场所进行康复治疗。第一次世界大战结束后,西方欧美国家建立了手术后重症监护室

(intensive care unit, ICU)。1954年第一篇关于ICU的文章发表,1958年美国正式成立了综合性ICU,当时属于麻醉科管理。1962年成立了心脏病ICU。1963年开始,在美国全国范围内首次大规模举办了ICU学习班。1970年美国成立了独立的危重病医学会。1970年血流导向气囊导管(又称斯旺-甘兹导管)的发明,使循环监测技术安全方便地应用到了病人床旁。这些新技术、新设备的出现,拓展了临床的监测范围,为危重症病人进行精确治疗和加强护理提供了基础,显著提高了危重症病人的生存率。随着危重症病理、生理学研究的进展,人们已经认识到危重病人尽管原发病各不相同,但发展到一定阶段均可能面临出现心、肺、肝、肾、脑等重要脏器的损害并危及生命的问题,其治疗任务和处理原则也大致相同,在西医学分科越来越细的情况下,对危重症病人的治疗,其难度和要求已超出一般临床专科能力,有必要将危重症病人作为一特殊群体给予单独治疗和管理。而重症监护室就成为危重症病人接受治疗和护理的理想场所。重症监护室护士则工作在危重症医学学科和先进护理技术的前沿。

我国的重症监护事业也经历了从简单到逐步完善,并最终形成新学科的发展过程。早期是将危重症病人集中在靠近护士站的病房或者急救室,便于护士密切观察与护理;将外科术后病人先送到术后复苏室,清醒后再转回病房。20世纪70年代末心脏手术的发展推动了心脏术后监护病房的建立,以后相继成立了各专科或综合监护病房。1989年卫生部在其颁布的医院等级评审规定中,明确将重症监护室列为等级评定标准,这项措施推动了我国大中城市综合性医院重症监护室的建立,在危重症抢救治疗中发挥了重要作用,有力地推动了我国危重症医学的发展。

三、学习目的与要求

(一)学习目的

重症监护技术是中等卫生职业教育护理学专业(急救护理方向)的一门重要的专业方向课程。本课程的主要内容包括重症监护护理的基本知识,常用重症监护技术,以及重症监护护理管理等。通过本课程的学习使学生从整体上对重症监护的护理知识有初步的认识,能运用所学知识和方法去解决重症监护室病人常见的疾病护理及心理问题。

(二)学习方法与要求

在学习过程中,不断强化对重症监护技术的"基本理论、基本知识和基本技能"的掌握;重视与重症监护技术相关课程的学习和联系,充分地利用教学医院和学校护理实训中心等教学资源,积极参与重症监护的实践,做到理论学习与临床实践相结合;书本知识与实践并重,并注意在各种护理实践活动中培养从事重症监护护理工作的基本职业素质。

具体要求:

1. 掌握重症监护技术的概念与范畴。

2. 掌握重症监护常用导管的护理。

3. 掌握重症监护常用的技术以及相关知识。

4. 熟悉重症监护室的护理管理;重症监护室的模式及特点。

5. 了解重症监护病人的常见心理问题,掌握重症监护心理护理的具体措施。

6. 了解重症监护室护理工作的范围和内容。

7. 具备良好的职业道德、诚实守信、善于与病人沟通的护理品质。

知识链接

ICU 的发展趋势

随着计算机技术运用于重症监护室,ICU 将在智能报警、异地监测和远程会诊等方面获得突破。

一、智能报警

计算机控制的 ICU 智能报警将成为 21 世纪普遍的危重医学设备。国内某些医院已经开始使用三级报警系统来监控 ICU 病人生命体征的变化。

二、异地监测

计算机网络覆盖监护仪监测系统,实现任意时间范围的监测信息储存、不同时间范围内相同信息的动态比较以及监护信息之间的传输查阅。

三、远程会诊

医院监测信息网络化,值班医生可以随时动态观察病人各项生理指标变化。各科专家结合 ICU 监护系统综合信息,可以通过远程会诊及时调整各类诊疗方案,缩短诊断和治疗时间,提高医院工作效率和医疗质量,更有利于临床科研和教学的发展。

第二节　重症监护室的模式及收治范围

重症监护室是对多发性损伤、重症感染、各种休克、急性脏器衰竭和机体内环境紊乱等各种危重症病人进行精心监护和精确救治的场所,是医院急救"绿色通道"的重要组成部分,承担对危重症病人和突发公共卫生事件中危重伤病人进行集中监护和救治的任务,是重症医学学科的临床实践基地。目前,人们已把重症监护室的规模、仪器设备、人员技术水平及抢救效果作为衡量一所医院整体水平的重要指标。

一、重症监护室的组成

ICU 主要由三部分组成:①训练有素的医生和护士,能熟练地应对危重症病人的抢救、监测和护理;②先进的监测系统和救护仪器,能 24h 动态观察病情变化,并能及时反馈信息;③高科技的治疗手段,能对重要器官进行长时间的有效支持,为治疗原发病争取时间。

二、重症监护室的模式

医院根据其规模及条件进行设置ICU模式,目前大致分以下三种模式:

(一)专科ICU

一般为临床二级科室设立的ICU,如心内科监护病房(CCU),呼吸内科监护病房(RCU),神经外科监护病房(NICU)等,专门收治某一专科危重病人,属于某一专业科室管理。专科ICU的优势在于对本专业的危重病人有比较丰富的经验,不足之处是收治病种单一,无法接收其他专科重症病人。

(二)部分综合ICU

介于专科ICU与综合ICU之间,为一级临床科室组成的ICU,如外科ICU、内科ICU、急诊ICU、麻醉科ICU等,主要收治专科或手术后的危重病人。

(三)综合ICU

医院独立的一级临床业务科室,受医院直接管辖,收治医院各科室的危重病人。该模式有利于发挥人才和设备的资源优势,也体现了现代医学整体序贯性理论的观点,有利于学科建设。国内发展趋势以综合ICU和专科ICU为主。

三、重症监护室的收治范围

(一)收治原则

ICU病人收治应遵守下列原则:

1. 急性、可逆、已经危及生命的器官或系统衰竭,经ICU治疗短期可能得到恢复的病人。

2. 存在各种高危因素,有生命危险,经ICU治疗可能减少死亡风险的病人。

3. 慢性器官或系统功能不全出现急性加重且危及生命,经ICU治疗可能恢复到原来或接近原来状态的病人。

4. 慢性消耗性疾病及肿瘤终末期的病人,不可逆性疾病及临终病人,一般不属于ICU的收治范围。

(二)收治对象

ICU收治范围包据临床各科的危重病人,主要包括:

1. 创伤、休克、感染等引起多器官功能障碍综合征(MODS)。

2. 心肺脑复苏术后需要对其功能进行较长时间支持者。

3. 严重的多发伤、复合伤。

4. 物理、化学因素导致的危重病症,如中毒、溺水、触电、蛇虫咬伤和中暑等。

5. 有严重并发症的心肌梗死、严重的心律失常、急性心力衰竭、不稳定型心绞痛病人。

6. 各种术后重症病人或者年龄较大,术后有可能发生意外的高危病人。

7. 严重水、电解质、渗透压和酸碱失衡病人。

8. 严重的代谢障碍性疾病,如甲状腺、肾上腺和垂体等内分泌危象病人。

9. 各种原因大出血、昏迷、抽搐、呼吸衰竭等各系统器官功能不全需要支持者。

10. 脏器移植术后及其他需要加强护理者。

第三节　重症监护室的工作任务

ICU 是医院中危重症病人最集中、病种最多、抢救和管理任务最繁重的科室。因此,ICU 工作是医院总体工作的缩影,直接反映了医院医疗、护理工作质量和人员素质水平。其主要工作任务如下:

一、危重症病人的监测

ICU 利用先进而精密的监测仪器,对危重症病人"实时"进行体温监测、心电监测、血流动力学监测、呼吸功能监测、肾功能监测、神经系统功能监测和输液监测等,为评估疗效和决定下一步的诊疗护理计划提供可靠的依据。

二、危重症病人的导管护理

通过导管技术不仅减少了经验主义,提高了疾病诊断的准确率,为循证医学奠定了基础,使疾病的治疗手段更加科学、规范;而且通过导管技术还保证了危重症病人较高的生存质量,从而延续了病人的生命。因此,在西医学中导管护理是 ICU 重要的工作内容之一。

三、危重症病人的心理护理

在危重症病人监护过程中,病人或多或少存在心理问题,对疾病的治疗和康复产生一定影响。因此,在对危重症病人生理监护的同时,加强心理护理,使病人在获得良好的心理支持和稳定的情绪状态下,积极与医护人员配合,从而保障各项诊疗护理措施顺利实施,促进病人早日康复。

本章小结

　　本章学习重点是重症监护技术的概念与范畴。学习难点为重症监护室的模式、重症监护室的收治范围。在学习过程中要注意对重症监护室的工作任务，重症监护室医护人员之间的工作协调、配合等问题进行分析，提高运用重症监护技术知识解决临床急危重症病人的护理能力。不断加强尊重病人、敬畏生命的意识。

（郝　强）

? **思考与练习**

　　1. 简述重症监护的概念。

　　2. 简述 ICU 的模式。

　　3. 简述 ICU 的收治范围。

第二章 │ 重症监护室的护理管理

02章

02 章 数字内容

1. 具有良好的职业道德。
2. 掌握 ICU 的设备管理和工作制度。
3. 熟悉 ICU 的设置、护理交接、分级管理。
4. 了解 ICU 的医院感染管理,护士必备素质和常见的护理事项。
5. 学会 ICU 的护理文件书写。

工作情境与任务

导入情境

某地新建一家医院,拟定床位数为 1 500 张,该医院地处闹市,其周边人口数为 80 万。该院计划设立 ICU 科室。

工作任务:

1. 请为该院 ICU 科室配备合理的床位数量和医生、护士数量。
2. 请为该院 ICU 科室列出所需的设备种类。
3. 简述选拔 ICU 护士的必备要求。

第一节　重症监护室的设置、设备及管理

对危重症病人实施重症监护工作的基本场所是 ICU。其任务是专业医护人员运用重症医学理论,采用现代化的监测及治疗设备,对病人实施监护治疗。因此,配备先进而完善的监测治疗设备和具备精湛医疗技术的医护人员是开展 ICU 重症监护的前提条件。

一、设 置 要 求

（一）基本要求

1. ICU 是重症医学学科的临床基地，三级和有条件的二级医院均应设立重症医学科。

2. ICU 必须配备足够数量、受过专门训练、掌握重症医学基础知识和基本操作技能、具备独立工作能力的专职医护人员。

3. ICU 必须配置必要的监护和治疗设备，接收医院各科的危重症病人。

（二）室内要求

1. 环境　ICU 要有足够大的空间，保证室内良好的通风、照明。室内温度控制在20～22℃，湿度控制在 50%～60% 为宜。有条件的医院，病房内最好装配空气净化层流设备，能独立控制室内的温度和湿度。

2. 床位数　ICU 的床位数可根据医院规模、条件及总床位数来确定。一般综合性医院的综合 ICU 的床位数应占全院总床位的 2%～8%，发达国家可达 5%～10%。一个医院其 ICU 床位数应不少于 4 张，一般以 12 张为宜，床位使用率以 65%～75% 为宜，超过80% 则表明床位数不能满足医院的重症监护需求。

3. 床单位要求

（1）病床配置：以多功能病床为宜，可调节高度和倾斜度，装有脚轮和制动装置，以便于病人的转运和治疗；两侧有起保护作用的调节挡杆，既能有效地保护病人，又能便利地操作；床头及床尾可调节高低，并可拆装；同时配备波纹垫褥以防压疮的发生。较高级的监护床还具有体重测量、体位调整、加温装置和应急电源系统等。

（2）病床的布局和设置：ICU 的病床均配备了用于监护和治疗的电子仪器设备，因此，摆放要合理，以便于医护人员的检查和操作。开放式 ICU 每张病床占地面积不小于20m²，以 25m² 为宜，床间距大于 1m，床头不宜顶墙设置，应保留至少 60cm 的间隙，便于紧急救治时进行操作。每个病房至少配备一间单间病房，面积为 18～25m²。另外，每床可配置能移动且具有一定照明强度的设备，灯光要求能正确辨认病人皮肤、口唇及四肢末梢的颜色。

（3）设备带及设备塔：是完整的床单位供应系统。设备带主要用于中心供氧、中心负压吸引、供电和呼叫应答等。设备塔是将监护仪器和治疗设备有序安放在最方便位置，便于医疗护理操作，同时也使室内布局整洁有序，有利于清洁卫生，为病人创造良好环境。

（4）天轨：每张床对应的天花板上应设有天轨，其上有可以自由移动的吊液装置和帷帐。

（三）人员配备要求

1. 医护人员　ICU 必须配备足够数量、受过专门训练，掌握重症医学的"基本理论、基本知识和基本技能",具备独立工作能力的医护人员。其中医师人数与床位数之比应为(1.5～2):1,护士人数与床位数之比应为(3～4):1;可以根据需要配备适当数量的医护辅助人员。有条件的医院还可配备相关的设备维修人员。

2. 负责人　ICU至少应配备1名具有副高级以上专业技术职务任职资格的医师担任主要负责人,全面负责医疗护理工作和质量建设。

3. 护士长　ICU的护士长应当具备中级以上专业技术职务任职资格,在重症监护领域工作3年以上,具有一定管理能力。

二、基本设备

医学科学技术迅猛发展,ICU设备配置的先进性和实用性也日新月异。由于全国各医院的自身规模、等级和经济条件的不同,其ICU所配置的设备及高科技程度不尽相同,但需具备以下基本设备。

（一）基本固定设备

完整的床单位供应系统。每张床均应配备:中心供氧和高低压两种中心吸引装置;输液悬吊装置;电源插座12个以上,氧气接口2个以上,压缩空气接口2个和负压吸引接口2个以上;电源应该由独立的反馈电路供应并备有不间断电力系统和漏电保护装置。

（二）基本监测设备

1. 床旁监护系统　包括床旁监护仪、中心监护仪、网络控制器三部分。进行心电、呼吸、血压、温度、血氧饱和度等基本生命体征监护。每个ICU最少应配置1个便携式监护仪。床旁监护系统是ICU的重要监护设备。

2. 血液气体及电解质测定分析仪　可检测人体酸碱平衡状况,测定血液中气体含量,是危重症病人在救治过程中不可缺少的监测仪器。

3. 无创脉搏血氧饱和度和经皮氧分压测量仪　其监测结果在一定程度上可替代有创血氧分析。但在低血容量、低心排血量及使用血管收缩剂等情况下,应同时检测血气。

4. 全导联心电图机　可用于全面了解重症病人心律失常的类型及疗效。

（三）基本治疗设备

1. 呼吸机　呼吸机是临床医疗中进行肺通气的机械通气装置,是ICU必备治疗设备之一。三级医院的ICU应每床配备1台呼吸机;二级医院可根据实际需求配备适当数量呼吸机,每床配备1个简易呼吸机。每个ICU至少应配备1台便携式呼吸机。

2. 心脏除颤器　用于心脏电击除颤的设备。危重症病人多伴有水、电解质紊乱及酸碱失衡,容易发生严重的心律失常。病人在发生室颤时,应立即使用除颤器除颤。

3. 输液泵及注射泵　输液泵广泛应用于各种药物、胃肠外营养液的输入及输血等。注射泵又称微量泵,它具备十分准确地通过静脉途径恒速微量注射某些药物的功能,如某些血管活性药物硝普钠、多巴胺、利多卡因、硝酸甘油等的静脉注射。

4. 临时心脏起搏器　用于各种心律失常所导致的严重心功能不全或心搏骤停的治疗,是 ICU 必备的生命支持设备。

5. 麻醉机　主要用于气管切开、心脏按压、置入气囊血流导向气囊导管等手术。其具有急救、分析呼吸功能指标等功能,是 ICU 的必备设备。

6. 心肺复苏抢救车　是必须有专人负责的 ICU 必备治疗设备。车内应备有抢救病人所需的全套器械和物品,如气管切开包、手提式呼吸气囊、静脉切开包、开胸包、开口器、通气导管、喉镜、各种穿刺包、手电筒以及某些急救药物和部分麻醉镇静药。上述物品和器械应定期检查,用后应及时补充或更换,以确保其处于良好的应急状态。

除上述必备设备外,可根据条件和需要选配以下设备:闭路电视探视系统,输液加温设备,脑电双频指数监护仪,主动脉内球囊反搏和左心辅助循环装置等。

三、设 备 管 理

ICU 设备管理原则是保证抢救设备处于应急状态。设备管理要求:①掌握仪器的性能和正确操作;②使用结束应按照正确的步骤进行拆卸、整理、清洁、消毒和维护保养,保证其处于良好的备用状态;③规范设备的保管存放,及时定期检查和维修;④设专人负责,使用登记,建立档案,每班进行交接和记录;⑤做到"五定""五防、一上":"五定"为定人管理、定点放置、定数量品种、定期检查维修、定期消毒灭菌,"五防、一上"为防潮、防热、防尘、防腐、防震,定期上油。

第二节　重症监护室的工作规程

ICU 工作规程是发挥其功能和避免医疗护理差错的重要保证。各项制度的健全与否和管理的好坏直接影响 ICU 的护理及治疗质量。因此,不断加强制度建设和工作流程管理,才能提高危重症病人的抢救成功率。

一、病人的转入

(一)转入准备
ICU 的护士在收到接诊通知后应先了解病人的病情和转入治疗的目的,为病人入住做好各项准备工作:①备好病床;②备好各种护理用品,如无菌手套、吸痰管、各种静脉穿刺针和治疗监测用无菌管道等;③备好各种仪器,如多功能监护仪、呼吸机、除颤器和负压吸引器等;④根据病情遵医嘱备好各种抢救和治疗药物。

(二)接收病人的程序
1. 将病人安全送至床旁,根据病情协助病人采取合适的体位。

2. 根据病情需要连接监护仪器和呼吸机等，及时清除病人呼吸道分泌物并保持呼吸道通畅。

3. 迅速接通各种监测和输液管道，保证各种引流管的正常连接和畅通。

4. 向护送的医护人员详细了解病情，做好交接检查。

5. 迅速正确执行医嘱。

二、工 作 制 度

（一）抢救制度

1. 明确抢救的目的和原则，并有预见性地制订有效的护理措施。

2. 保证各类抢救仪器功能正常，抢救用品和药物配备规范、完整。

3. 参加抢救人员分工明确，业务熟练，听从指挥，密切配合，严格执行操作规程。

4. 详细做好抢救记录，严密观察病情，严格执行查对制度并做好交接班记录。

5. 抢救完毕做好终末物品的整理和消毒。

6. 及时联系病人家属或其所在单位。

（二）消毒隔离制度

1. 工作人员按着装要求进入监护室，必须严格执行无菌操作规程。

2. 接触病人前后要洗手，接触病人污染物要戴手套，严禁戴污染手套接触非污染区或用品。

3. 监护室保持环境整洁，每日用消毒液擦地，定期、定时地对室内仪器、物品等进行消毒或更换。

4. 严格执行探视制度，加强各环节的感染监控，发现问题及时处理。

5. 对转出或死亡病人的床单位进行终末消毒。

（三）皮肤压疮登记报告制度

1. 及时上报病人皮肤压疮情况并进行登记，24h 内通知护理部。

2. 填写皮肤压伤观察表，根据皮肤压伤危险性评分表及分期要求进行填写。

3. 积极采取措施密切观察皮肤变化，及时准确记录。

4. 压疮的来源分科室内和科室外，科室内发生的明确具体科室，院外要注明。

5. 对可能发生压疮的高危病人进行评估，并给予预防措施。

6. 病人转出将观察表交所转科室继续填写，将出院或死亡者的观察表交回护理部。

（四）查对制度

1. 三查八对一注意　三查指操作前查、操作中查、操作后查；八对指核对床号、姓名、药名、剂量、浓度、时间、用法和有效期；一注意指注意用药后的反应。

2. 药品四查　①查药品有无变质、沉淀及混浊；②查药品是否在有效期内；③查药品包装是否完好；④查药品配伍禁忌。

（五）输血制度

1. 配血、输血实行 1 次 1 人制。

2. 输血时,应 2 人查对并签姓名、时间和日期。严格执行三查八对。

（1）三查:①查血液的质量;②查血液的有效期;③查血液包装是否完好无损。

（2）八对:核对受血者姓名、床号、住院号、血型和交叉配血试验结果、血袋（瓶）号、血液种类和剂量。

三、病人的转出

ICU 病人转出标准:病人生命体征稳定,神志清楚,脱离通气支持和血管活性药物维持;内环境稳定,无酸碱、水、电解质平衡紊乱及代谢紊乱;血糖平稳。

ICU 病人达到转出标准后,由 ICU 医生和转往科室主管医生共同协商转科事宜。ICU 医师下达病人转出医嘱后,护士应及时通知病人及其家属,并通知转往科室准备所需的仪器设备。ICU 护士填写病人转出交接表,一式两份。协助转送病人并与转往科室护士交接,交接护士在转科交接单上双签字。

第三节　重症监护室的护理常规

ICU 是集中监护危重病人的重要场所,护理水平的高低、护理质量的好坏直接关系到病人的监护治疗效果。因此,做好 ICU 的常规护理工作是 ICU 护士必备的职责。

一、护 理 交 接

护理交接班是护理程序的重要环节,交接工作对病人的护理和治疗起着至关重要的作用,ICU 的护理交接尤为重要。

1. 每班必须按时交接,接班者应提前 30min 到达病房,在接班者未清楚前,交班者不得离开工作岗位。

2. 交班者必须在交班前完成需交接的各项工作,填写交班报告和各项护理记录,对使用过的物品妥善处理。白班要为夜班准备各种物品及液体,以备夜间急用。

3. 交接过程中有疑问必须弄清楚后交班者方可离去,交接班时间发现问题由交班者负责,交接班后发现问题由接班者负责。

4. 交接班过程中要做到"二轻",说话轻、操作轻。保持病区安静,保持床单位清洁整齐,全部病人交接完后交班人员方可离开。

5. 交接内容和要求

（1）交清病人一般情况、特殊检查护理、护理记录、留送各种标本完成情况。需要特殊交接内容要书面交接，由交班者填写交接报告，然后交、接者共同签字确认，否则，一切后果由交班者承担。

（2）床头交班查看：①生命体征变化；②治疗药品、物品、医嘱及特殊用药；③各种仪器的使用情况；④各种导管是否通畅及引流液的性状、量等；⑤皮肤及全身情况。

（3）交接班者共同巡视检查病房清洁、整齐、安静、安全等情况，保洁员下班后卫生清洁由基础护理值班护士负责。

（4）接班者清点毒麻药品、急救药品和其他医疗器械，若数量不符合及时与交班者核对。

二、基 础 监 护

ICU病人需接受多项监护内容，根据病人的病种和病情严重程度制订不同的监测方案。但对ICU众多病人共同的基础监护如下：

1. 护理评估　通过采集健康史和身体评估，迅速全面了解病人存在的问题、重要脏器功能状态，制订初步护理措施。

2. 心理护理　对意识清醒病人解释每项监测的目的和作用，消除其紧张、恐惧情绪。

3. 一般监测项目　体温、呼吸、脉搏、血压、意识、瞳孔、尿量、皮肤、心电图、血气分析、电解质和中心静脉压等。

4. 基础护理　口腔、皮肤及大小便等日常卫生清洁。

5. 营养支持　根据病人病情定时、定量提供营养支持。观察和训练病人的吞咽动作，专人护理切勿引起病人呛、噎。

6. 体液平衡　保持体液平衡，及时准确地记录出入液量。

7. 导管护理　对有导管的病人，应根据导管的作用及病情需要给予相应护理，防止导管堵塞或引起感染。

8. 观察病情　严密观察病人病情变化，分析判断变化原因，迅速做出相应的处理，并及时报告医生。

三、监护的分级管理

ICU病人病情繁杂多变，目前国际上没有统一的分级。一般临床上根据病人全身器官的功能状况及对监测水平的不同需求，由重到轻分为Ⅰ级、Ⅱ级和Ⅲ级监护。

Ⅰ级监护：病情危重，多器官功能障碍，支持治疗监护项目需涉及2个及以上脏器的病人。

Ⅱ级监护：病情重，支持治疗监护项目仅涉及1个脏器者的病人。

Ⅲ级监护：病情较重，保留无创监测，仍需在ICU观察治疗的病人。

监护的等级是人为划分的。危重症病人病情变化迅速,常累及多个器官功能,监护等级、监测项目应根据具体情况和病情变化及时调整。特别需要加强呼吸和循环功能的监测。

第四节 重症监护病人的院内感染管理

医院内感染亦称医院内获得性感染或医院感染,简称院内感染(院感),是指病人入院时不存在感染、亦不处于潜伏期,而在医院内发生的或在医院内获得而于出院后发病的感染。按获得病原体的来源不同分为外源性感染和内源性感染两种。其中内源性感染的病原体来源于病人自身,是在机体免疫功能下降、体内环境失衡或发生细菌易位的情况下继发的,难以预防,一旦发生,病人病情将加重,使病人死亡率增加。

ICU病人病情重,自身免疫功能低下,各种侵入性操作多,导致ICU病人院内感染的发病率增高。危重症病人常因感染而影响其抢救治疗效果,甚至危及生命。

一、院内感染的危险因素

(一)病人的易感性

危重症病人在自身原有疾病的基础上,常伴有体内某些重要组织和器官的严重功能障碍,从而使机体的免疫功能和抵抗能力下降,容易并发感染。

(二)病室环境因素

ICU内危重症病人密集,空间相对狭小,使得室内空气状况不良;各种监护仪器和治疗设备多种多样,导致仪器设备、空气、地面的消毒不彻底;不同病种病人同住一室,容易引起交叉感染。

(三)有创监测和侵入性操作

临床常对危重症病人实施插管操作,如气管内插管、留置导尿管、胃肠减压管、静脉输液管以及各种监测导管,在置管时需进行多次或多部位的侵入性操作,为病原体的入侵提供了路径。反复的操作破坏了人体正常解剖生理结构,机体自身的免疫屏障遭破坏,削弱了机体的抗病能力,极易造成继发感染。

(四)细菌耐药性的产生

危重症病人在治疗过程中常需联合使用大剂量的广谱抗生素,造成耐药菌株增多,感染难以控制;还易造成机体内正常菌群失调,发生二重感染。

二、常见的院内感染类型

ICU发生院内感染的概率高于普通病房。常见致病菌为金黄色葡萄球菌、大肠埃希菌、肠球菌、铜绿假单胞菌和克雷伯菌等,常可引起呼吸道、尿路、外科伤口和血液等感染。

(一) 呼吸道感染

ICU病人呼吸道感染多为下呼吸道感染,主要为医院获得性肺炎。其多发生于气管插管、气管切开、使用人工呼吸机的病人。最常见的致病菌为铜绿假单胞菌、克雷伯菌和肺炎链球菌等。

预防呼吸道感染的措施:①对病人加强营养支持,提高机体免疫力;②加强口腔护理、有效地清理呼吸道避免误吸,防止胃肠道定植菌逆行;③严格执行无菌操作,严格实行呼吸器械的消毒和灭菌;④加强肺部手术病人的术后护理。

(二) 尿路感染

尿路感染是最常见的院内感染之一。留置导尿管是引起尿路感染最常见的原因,75%~80%尿路感染的发生与导尿有关,5%~10%与其他尿路器械操作有关。尿路感染最常见的致病菌为大肠埃希菌,其次是肠球菌、表皮葡萄球菌等。

预防尿路感染的措施:①对导尿病人加强护理,操作前评估导尿或留置导尿的必要性,避免不必要的留置导尿,操作中严格执行无菌操作技术,选择粗细适中的导尿管,做好尿路口的消毒,操作动作轻柔,避免损伤,操作后导尿管要妥善固定,防止因导管移动造成黏膜损伤,尽可能缩短置管时间,减少导尿管与尿袋的分离次数。②控制原发病和易感因素,积极控制原发病,解除尿路梗阻、神经源性膀胱功能障碍等并发症。

(三) 外科伤口感染

引起外科伤口感染最常见的致病菌是金黄色葡萄球菌、大肠埃希菌、变形杆菌等。污秽伤口发生感染的概率最大。

预防外科伤口感染的措施:①对病人加强术前准备工作,治疗其可能存在的隐性感染;②严禁携带致病菌的医护人员参加手术;③术中尽量减少创伤,污染伤口应彻底消毒;④加强术后伤口护理,及时更换污染的敷料。

(四) 导管相关血流感染

导管相关血流感染,是指血管内置有导管或者拔出血管内导管48h内病人出现菌血症,并伴有发热、寒战或低血压等感染表现,除血管导管外没有其他明确感染源。血管内导管相关血流感染与置管部位、置管技术、置管时间和病人的免疫功能等因素有关。常见的致病菌是大肠埃希菌、链球菌、变形杆菌等。

预防导管相关血流感染的措施:①置管时严格执行无菌操作;②置管后用无菌透明、透气性好的敷料覆盖穿刺点;③定期更换穿刺点敷料,每2d更换1次无菌纱布,每周更换1~2次无菌透明敷料;④保证输液液体的无菌,输血、输脂肪乳剂后24h内或停止输液后应及时更换输液导管;⑤怀疑病人发生导管相关血流感染时应及时拔除导管。

三、院内感染的控制

（一）ICU 的人员管理

1. 进入 ICU 的所有人员必须更换专用工作服和鞋,戴口罩、帽子;外出时必须更换外出衣物和鞋。

2. 在接触病人及物品前后要严格正确洗手。

3. 工作人员患有感冒、呼吸道炎症或皮肤有破损时,应避免接触病人,必要时暂停工作。

4. 严格执行无菌操作,进行伤口换药,清理呼吸道等操作时,应戴无菌手套。

5. 严格执行探视制度,控制人员出入。

（二）ICU 的环境和物品的消毒管理

1. 室内空气净化　通风是减少空气中病原微生物有效而简单的方法。一是开窗换气,一般每日 2～3 次,每次 20～30min,实施时要充分考虑病房内病人的实际情况;二是机械通风,用物理方法除去介质中的微生物。

2. 空气消毒　臭氧灭菌灯消毒是空气消毒最常用的方法。

3. 地面和室内设施(如监护仪器的表面、门把手、床头柜、治疗本等),须每日 2 次使用含有效氯 0.02% 的消毒液消毒地面或湿抹布擦净。

4. 凡进入体内的器械、导管等必须达到灭菌标准;接触皮肤、黏膜的器械应达到消毒要求。

5. 一次性的医疗用品使用后应统一回收,集中消毒处理。

（三）合理用药管理

对 ICU 控制和治疗感染重要的措施之一是合理使用抗生素。遵循抗菌药物临床合理使用的有关规定,严格执行抗生素临床使用原则。根据病原微生物检测结果合理选择抗生素,避免滥用抗生素导致细菌耐药的发生。医疗机构要建立和完善临床抗菌药物处方审核制度,正确指导临床合理使用抗生素。

（四）建立严格的监测报告制度

1. 重点对 ICU 的年老体弱、婴幼儿、营养不良病人,监测使用免疫抑制剂和应用各种导管的病人感染状况。

2. 定期分析病人的致病菌检出情况和医护人员的带菌情况,并制订有效的预防措施,降低感染的发生率。

3. 建立 ICU 感染病人的登记报告制度,一旦发现,立即报告,严密监控。

（五）加强基础护理,预防感染

详见第六章。

ICU 病人的康复

ICU 病人生命体征稳定后康复组开始进行床旁康复初评,由专业康复医师、康复治疗师和 ICU 医护人员共同参与全面评估病人病情,掌握疾病的发生、发展和转归,制订个体化康复诊疗计划,实施渐进性的早期康复干预,根据病人意识状态及耐受情况不同以及病情变化及时调整康复治疗项目及强度。如:

1. 病人意识模糊、认知差,可进行床旁被动训练。
2. 病人意识清醒,肌力在 2 级及 2 级以下以被动活动为主。
3. 肌力在 2 级以上,认知好,以主动训练为主。

所有康复训练均在监护下实施。

第五节　重症监护中常见的护理事项

随着医学科学的发展,临床上对危重症病人的救治水平显著提高,使许多濒临死亡的病人得以挽回生命。但是,由于 ICU 病人病情危重,护士应注意以下护理事项:

一、尊重病人

具体内容包括病人的自主权、知情同意权、隐私权和保密权。护士和病人所处的环境不同,尊重原则更强调护士对病人的尊重。尊重病人是指护士不仅要尊重病人的人格尊严,而且要尊重病人的自主权利。

二、不伤害病人

医疗护理行为对病人的身体伤害是不可避免的,不伤害的意义在于培养护士的责任心,养成敬畏生命,严谨做事的职业意识和职业作风。不伤害原则要求护士在为病人护理服务时,尽量避免病人的身心遭受伤害。重视病人利益,护士必须具备扎实的专业知识和技能,避免或减少技术因素给病人造成的伤害。对一些有危险或对病人可能造成严重身体伤害的护理措施一定要认真仔细评估,慎重考虑,选择利益大于伤害的护理措施。

三、有利病人

护士始终要把病人的健康利益放在首位,并将其作为选择护理行为的首要标准。护士既要关心病人的客观利益,又要关心病人的主观利益。护士为病人提供护理服务时要从多种方案中选择对病人最有利的方案,要将有利于病人、有利于他人和有利于社会相统一。

四、公　正

护士要在工作中坚持公平公正地对待病人,对不同职业、不同社会地位、不同经济条件的病人要一视同仁,尊重和关心每一位病人,构建和谐的护患关系。公正还要求护士公平公正的分配卫生资源,在护理服务中把形式的公正和内容的公正有机统一起来,努力实现病人基本医疗和护理的平等。

第六节　重症监护室护士的必备素质

素质是指个体完成工作活动与任务所具备的基本条件与潜在能力,是人所特有的一种实力。它的形成是一个长期反复的过程,是自我基础、环境和教育等多种因素共同作用的结果。

ICU收治的都是危重症病人,病人病情复杂多变,危及生命的情况时有发生,因此,ICU护士必须具备以下素质:

一、道　德　素　质

1. 爱岗敬业精神　首先必须热爱自己的岗位,热爱护理专业。ICU护士经常处于连续紧张的抢救工作中,身心承受着超出常人的巨大压力,因此,必须具备忘我工作、无私奉献,忠于ICU护理事业的职业精神。

2. 正确的人生观、价值观　必须做到对待病人一视同仁,不论病人经济情况、职业、社会地位及文化程度,护士都应认真、及时、准确、有效地完成各项护理工作。

3. 认真负责精神　ICU病人病情危重,稍有不慎都有可能导致病人失去生命,因此,护士必须严格认真执行每项护理操作,严格遵守医疗护理常规,加强自身修养。

二、心　理　素　质

1. 自我情绪控制的能力　护士的情绪变化能直接感染病人及其家属,良好的情绪会给病人造成良好的影响,有利于疾病的治疗和康复。护士在工作中要善于把控自己的情绪,保持情绪稳定,以利于工作。

2. 遇事沉着冷静的能力　护士要有清晰敏捷的思维,要善于分析问题和解决问题,遇事不惊,处事不乱,针对病人不同病情能迅速制订出最佳护理方案。护士有顽强的品质和精诚协作的团队精神,能从容应对紧张复杂的工作局面,这样才能保证每个环节的救护工作有条不紊地衔接和开展。

3. 自我调节的能力　ICU 工作紧张复杂,护士身心经常处于紧张疲劳状态。因此,要学会自我调节,使自己保持最佳工作状态,用积极的情绪去影响和感染病人。

三、专 业 素 质

1. 丰富的专业知识　ICU 护士除了要具有一般常用的护理知识外,还要有扎实的临床医学理论,熟悉常见危重疾病的发病原因、伴随症状、严重并发症以及治疗。掌握各种药物的使用方法及配伍禁忌。要有专业的心电图知识,能正确识别各种心律失常。

2. 精湛的护理技术　ICU 护士除掌握一般常用的护理操作技术外,还要能熟练掌握心、肺、脑、肝、肾等脏器功能的监测技术,能对监测参数和图像进行正确地分析并做好记录;要熟练掌握各种监护仪器的使用及简单的维护;要能熟练地使用各种急救技术和急救药物。

四、身 体 素 质

ICU 护理工作任务重、节奏快、体力消耗大。因此,护理人员一定要有强健的体魄和充沛的体力,才能保证工作的顺利完成。

第七节　重症监护室护理文件的书写

ICU 的监护和记录紧密相关,护理记录是护士根据医嘱和病人病情在监护期间进行护理工作的客观记录。真实、准确、及时、完整的护理记录,是护士对病人高度负责的具体体现,具有科学性和法律效力。认真执行护理文件的书写要求,是每位 ICU 护士必须履行的岗位职责。ICU 护理文件包括入院护理评估单、重症监护记录单、体温单、一般护理记录单、医嘱单及与护理流程有关的其他记录单。本节主要介绍入院护理评估单和重症监护记录单的相关内容和书写要求。

一、入院护理评估单

(一)评估内容

1. 一般资料　包括病人姓名、性别、年龄、民族、入院时间、入院诊断、入院方式及药物过敏史等。

2. 护理体检　包括生命体征、一般身体状况及引流管的检查等。

3. 生活状况　包括自理能力、睡眠、饮食、大小便情况及安全需要等。

4. 心理社会评估　包括病人的情绪状态、对疾病的认识、费用支付、职业及婚姻状况等。

5. 其他　包括资料来源、收集资料的时间及通知医师的时间、评估护士签名等。

（二）评估要求

1. 护士填写　日班由责任护士填写签字,夜班、节假日由值班护士填写签字。进修护士、试用期护士、实习护士及非本机构注册护士等均不能单独填写签字。

2. 护士长签字　护士长检查和签字应在 72h 内完成。

二、重症监护记录单

危重症病人护理记录单眉栏内容包括姓名、病区、科室、床号、住院号、页码等项目。主体内容包括记录的日期和时间、生命体征、呼吸系统、循环系统、神志、瞳孔等、各项监测数据、基础护理、病情观察、护理措施及效果、护士签名等。第 2 页备注栏内容应描述病人的简要病情,如手术病人的麻醉方式、手术方式、术中情况、术后病情、切口引流等。

危重症病人多存在多个器官的衰竭,监护记录应按系统、分器官进行,才能准确反映病人整体的功能情况。

（一）监护记录内容

监护记录内容主要包括以下系统的监测记录。

1. 呼吸系统　包括呼吸类型、频率、节律、深浅度,呼吸困难类型、程度,吸氧方式,氧流量和氧浓度,血气分析等各呼吸参数的监测结果。

2. 循环系统　包括心电监护、血流动力学的监测结果,以及皮肤黏膜的状态等。

3. 中枢神经系统　包括神志、瞳孔形态、大小及对光反射,躯体反射及肢体活动度等的观察结果。

4. 泌尿系统　包括尿量、尿比重、尿色和血肌酐测定等监测结果。

5. 水、电解质及酸碱平衡　主要是记录病人的出、入液量。记录内容:①引流管是否通畅,引流方式和固定情况,引流液的颜色、性状、24h 总量和单位时间引流量等;②饮食量、种类和进食方式等;③补液量、补液速度、补液种类、补液方式和补液通路是否通畅等。

6. 其他　①基础护理的落实情况;②病人主诉及情感状态有无变化;③专科护理或特殊护理的情况。

（二）监护信息的获取途径

1. 病史询问　护士可通过询问病人或家属了解病人入住 ICU 前的病情及治疗情况。如果是外科手术后病人,可通过询问手术医师了解术中情况。

2. 密切观察

（1）观察监护仪的图像显示和数据：连续有效的动态观察，及时发现病人的病情变化，采取相应措施进行处理是重症监护的目的和工作重点。先进的监护设备可显示监测的生命体征数据，并反映多个重要器官的功能状态，如呼吸、心率、血压、心电、血氧饱和度等。

（2）临床观察：主要观察病人的意识、瞳孔、肢端颜色、温度、湿度等。

3. 体格检查 对于气管插管和使用呼吸机的病人，应注意检查两侧胸部是否对称，听诊两侧呼吸音是否相同，以此来判断气管插管的深度是否适宜，气囊是否漏气，同时还应注意保持人工气道的通畅和湿化。

4. 实验室检查 主要是通过对血液、体液标本的化验检查，来获取病人病情变化的信息。肾功能不全的病人，通过监测血生化结果可调节输入血液或液体量、补液速度和选择用药。行机械通气的病人应定时进行血气分析和血生化分析，以此来调节呼吸机参数。

（三）监护记录的特点

ICU 的监护记录有别于普通病室，其特点如下：

1. 反映病人全身重要器官功能情况的完整记录。如对各项监测指标结果的记录和对治疗过程中用药情况的记录。

2. 反映病人病情变化的连续、动态的记录。ICU 的病人病情变化快，根据病情来确定监测记录时间和监测记录指标，是治疗病人的重要依据。一般要求 2 次记录间隔时间以 30min 至 1h 为宜，对于重点监测的内容，监测记录的时间间隔应适当缩短。

3. 监护记录单多为表格式，可节约护士书写监护记录的时间，从而保证有充分的时间来观察和监护病人，并且记录指标一目了然。

4. 监护记录要有呼吸机参数，功能监测和血流动力学监测的各项指标。大多数 ICU 的病人需要依靠呼吸机维持呼吸功能，用多功能监护仪来监测循环功能。

（四）ICU 护理文件的书写要求

1. 书写记录的原则 应连续、动态地反映病情观察、护理操作、治疗措施及结果，做到观察记录及时、准确和完整。

2. 书写及管理要求

（1）书写记录应客观、真实、准确、及时、完整、连续，并签全名，要求签名工整、规范。

（2）书写应当使用蓝黑墨水，有特殊要求的除外。

（3）书写应当使用中文和医学术语、通用的外文缩写，无正式译名的症状、体征等可使用外文。

（4）书写字迹清晰工整，表达准确、语句通顺、标点正确。书写过程出现错字应用同色笔双横线画在错字上，并在右侧书写正确的内容，注明修改日期、签全名。不得用刮、粘、涂等方法掩盖。

（5）按医学规定格式和要求书写，各栏目填写齐全。

（6）实习护士、试用期护士所书写的记录，应当经本科室执业护士审查修改并签全名。

（7）护士长有定期审阅，检查、修改下级护士书写护理文件的责任，用红笔画双线于所修改的内容上，并书写正确的内容，注明修改日期，要保持原记录清晰可辨，签全名。

（8）因抢救病人未能及时书写记录时，当班护士应在抢救后 6h 内据实完成记录，并加以注明。

（9）记录日期用公历年，时间用北京时间，24h 制。计量单位用中华人民共和国法定计量单位。

危重症病人病情往往累及多脏器多系统，病情变化快，记录内容多，在记录的过程中需根据病人病情的特点，既要完整全面地做好监护记录，还要针对最能反映病情变化的指标进行重点记录和分析。

本章小结

　　本章介绍了重症监护室的护理管理。学习重点是重症监护室的设置要求、基本设备及设备管理和重症监护室的工作规程。学习难点是重症监护室的护理常规和重症监护病人的院内感染管理。在学习过程中要注意重症监护中常见的护理事项，注重重症监护室护士的道德、心理、专业、身体等方面必备素质培养。能掌握入院护理评估单和重症监护记录单的相关内容和书写要求。

（李　芳）

? 思考与练习

1. 简述 ICU 的基本设备。
2. 简述 ICU 护士的素质要求。
3. 简述 ICU 内常见的院内感染类型。

第三章 | 重症监护常用的护理技术

学习目标

1. 具有良好的护士职业素质、行为习惯和职业道德修养,具有敬业奉献、吃苦耐劳的精神。
2. 掌握多功能监护仪、除颤器、输液泵和血气监测技术的临床应用。
3. 熟悉无创呼吸机的临床应用。
4. 了解心电图机、有创呼吸机、亚低温治疗仪及连续性血液净化技术的临床应用。
5. 学会多功能监护仪与输液泵、电除颤器的使用及护理。

第一节 常用监护仪器的临床应用

工作情境与任务

导入情景

ICU护士接到值班医生通知,准备接收1名急性心肌梗死病人,根据病情,医嘱为对病人进行心电、呼吸、血氧饱和度、无创血压监测。

工作任务:

1. 使用多功能监护仪监测病人的各项指征。
2. 通过多功能监护仪显示的参数分析病人病情。

一、多功能监护仪的临床应用

多功能监护仪是临床常见的用于疾病诊断和监测的高科技医疗仪器（文末彩图 3-1）。可连续监测心电图、呼吸、血压、脉搏和血氧饱和度等重要参数。多功能监护仪除能实时显示各参数的监测数据外，还可自动报警，并具有信息储存、回放及传输功能；可对心律失常进行自动分析。通过中央监护系统将病区多台监护仪联网可同时监测多个病人。

（一）适应证

1. 各种危重症病人和抢救病人的监护。

2. 手术中或手术后病人的监护。

3. 心脏起搏器植入术术前、术后病人心率的监护及起搏效果观察。

（二）临床应用

1. 心电监测　包括心电图监测和心率监测。

（1）操作步骤

1）将导联线与监护仪的心电监测模块连接。

2）将电极安放在前胸壁上，常用 5 导联法。具体位置：右上（RA）在胸骨右缘锁骨中线第一肋间；右下（RL）在右锁骨中线剑突水平处；中间（C）在胸骨左缘第四肋间；左上（LA）在胸骨左缘锁骨中线第一肋间；左下（LL）在左锁骨中线剑突水平处。有时也用 3 导联法，电极片安放位置：左上（LA）在左锁骨中线下；右上（RA）在右锁骨中线下；左下（LL）在左锁骨中线第六、七肋间。应尽量将电极安放在肌肉柔软部位，以保证信号质量。安放电极之前须用电极表面所附带的砂纸磨去局部皮肤角质层，必要时用乙醇清洗，体毛多者须剃除，以减少电阻，降低干扰。

3）电极安放妥当后，将导联线按标示与相应位置电极连接。

4）打开电源开关，启动监护仪，进行心电监测。

（2）临床意义

1）心电图监测的临床意义：①及时发现和诊断致命性心律失常及其先兆；②指导临床抗心律失常治疗；③指导其他可能影响心电活动的治疗；④通过心电图监测结果，间接判断电解质紊乱并及时处理；⑤协助涉及临床心电活动的研究工作；⑥手术监护；⑦判断人工心脏起搏情况。

2）心率监测的临床意义：①判断心排血量；②判断是否有进行性心率减慢；③休克指数的计算；④估计心肌耗氧，心率的快慢与心肌耗氧大小成正相关。

休克指数

休克指数 = 心率 / 收缩压

血容量正常时,休克指数应等于 0.54 ± 0.02。休克指数等于 1 时,失血量占血容量的 20%～30%,休克指数大于 1 时,提示失血量占血容量的 30%～50%。

(3)护理措施:①若存在规则的心房活动,则应选择 P 波显示良好的导联;②选择 QRS 振幅应 >0.5mV 的导联,以便能触发心率计数;③放置电极时避开电除颤电极板放置位置,以备应急使用;④避免各种干扰所致的伪差,如肌电、电磁等干扰;⑤每日更换电极,防止干扰及皮肤受损;⑥对安置心脏起搏器者,电极安放应避开起搏器。

2. 呼吸监测 多功能监护仪的呼吸监测大多采用胸阻抗法,即通过一组监测电极将微弱的探测电流(0.5～5mA)输入体内,根据呼吸时胸廓大小的改变引起两电极间电阻抗的变化来监测呼吸频率和呼吸模式。

(1)操作步骤 同本节心电图机的临床应用。

(2)临床意义

1)正常的呼吸:正常呼吸模式表现为呼吸规律、平稳,偶尔出现叹息呼吸。正常成年人安静状态下,呼吸频率(R)为 16～20 次 /min。小儿随年龄减少呼吸频率增快,1 岁时呼吸频率为 25 次 /min,新生儿为 40 次 /min。

2)异常的呼吸:在病理情况下,呼吸频率和模式发生改变,出现异常呼吸。①成人呼吸频率超过 24 次 /min 称为呼吸过快,见于缺氧、疼痛、剧烈活动、酸中毒、心功能不全、发热和中枢神经系统受损等;呼吸频率低于 12 次 /min 称为呼吸过慢,见于麻醉状态、药物中毒和颅内高压等;②临床常见的异常呼吸模式(表 3-1)。

表 3-1 常见异常呼吸模式

名称	临床意义
潮式呼吸	见于中枢神经损害、糖尿病昏迷、中毒和充血性心衰等
间停呼吸	见于脑膜炎和尿毒症等
深大呼吸	见于糖尿病酸中毒和其他能出现酸中毒的疾病
长吸呼吸	见于脑血管栓塞、脑出血等

3. 血压监测 血压监测分无创和有创两种方法。

(1)无创血压监测

1)操作步骤:①根据病人臂围大小,选择合适袖带;②将袖带测压管与监护仪无创血压模块连接;③将袖带缠于上臂,袖带气囊中间部位正好压住肱动脉,气囊下缘应在肘弯上2.5cm,必须做到平服紧贴;④该血压计采用振动法进行血压测量。通过充气泵向袖带充气,直至完全阻断动脉血流,然后逐渐放气,随袖带内压力逐渐降低,动脉由完全阻断到逐渐开放,至完全开放,在此过程中,动脉壁搏动将使袖带内气体产生振动,此振动与动脉收缩压和舒张压存在一定对应关系,通过测量、记录和分析放气过程中袖带内压力振动波即可获得测量部位血压。

2)护理措施:①血压常受多种因素的影响,故观察病人血压波动时要注意病人的情绪、体位、运动以及周围环境是否安静等因素;②每次测量时应将袖带内残余气体排尽,以免影响测量结果;③选择合适的袖带,袖带过宽可致血压偏低,袖带过窄可致血压偏高;④无创血压监测不能与血氧饱和度监测在同一肢体上进行;⑤对于血容量不足或严重的心律失常、心力衰竭病人,无创测压不能准确反映其血压水平,应选用有创测压进行监测;⑥持续监测血压者,应注意更换肢体,避免袖带长时间于一侧肢体反复充气,压迫其血管、神经,造成肢体麻木、静脉回流受阻、肢体肿胀等不良反应。

(2)有创血压监测:有创血压监测系统由压力传感器、传感器帽、测压导管、三通开关、加压冲洗装置等五部分组成(图3-2)。

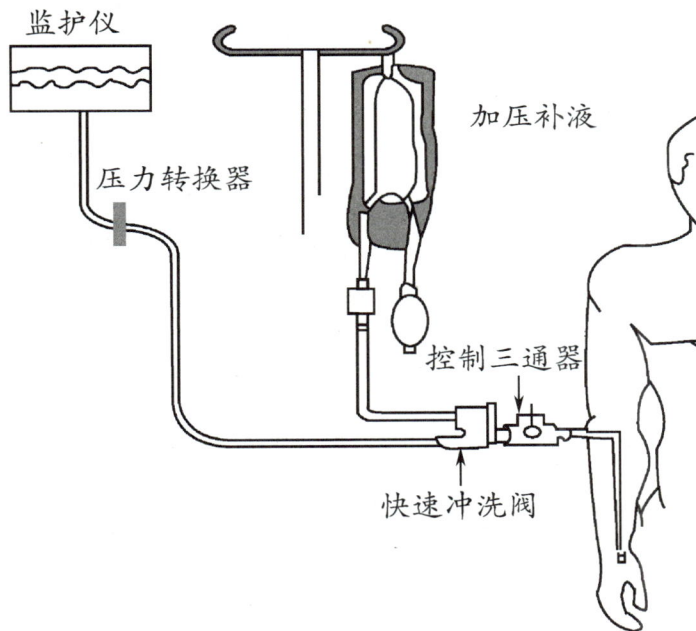

图3-2 有创血压监测系统示意图

1)操作步骤:①将压力传感器与监护仪上有创血压监测模块连接;②取软包装生理盐水加入少量肝素,置于加压气袋中;③根据监测需要留置中心静脉导管、血流导向气囊导管或动脉测压管;④将测压管充满生理盐水,通过三通开关与传感器连接;⑤将冲洗管与三通开关的充气孔连接,向加压气袋充气,转动三通开关使冲洗管与测压管相通,按压传感器上冲洗阀进行导管冲洗;⑥压力传感器应安置于与病人心脏相同高度位置,对压力传感器进行零点调整;⑦打开测压管与传感器之间的三通开关,进行压力测定。

2)护理措施:①每次测压前应调试监护仪零点;②用肝素稀释液间断或持续冲洗测压管,以防凝管;③执行留取血标本、测压和冲洗管道等操作时,应严格遵守无菌操作原则。导管留置时间一般不宜超过 7d,一旦确定感染应立即拔除插管;④在调试零点、测压和抽取血标本等操作过程中,严防气体进入管道造成空气栓塞;⑤严密观察动脉穿刺部位远程皮肤的颜色与温度,发现有缺血征象,如肤色苍白、发凉、疼痛感等,应立即拔管;⑥穿刺针与测压管应固定牢固;⑦血压计测压与动脉插管测压常有一定的误差,一般情况相差 ±10mmHg,测压前和测压中必须定时用血压计测量病人上肢血压并与动脉插管测压值对照,以便及时发现异常情况;⑧穿刺失败及拔管后要有效压迫止血,尤其对应用抗凝药的病人,压迫止血应在 5min 以上,并用宽胶布加压覆盖或使用动脉加压止血器加压(图 3-3)。

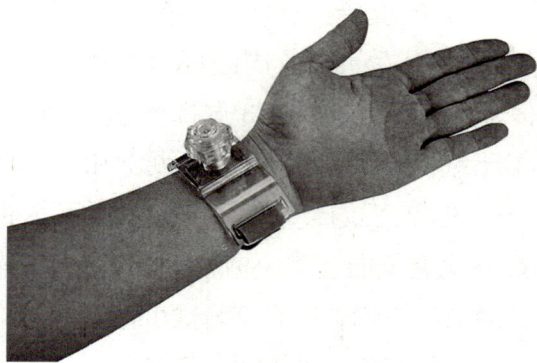

4. 末梢血氧饱和度(SpO$_2$)监测 末梢血氧饱和度是指血液中氧合血红蛋白占全部可结合血红蛋白的百分比。

图 3-3 动脉加压止血器

(1)操作步骤

1)将 SpO$_2$ 探头与 SpO$_2$ 监测模块连接。

2)在选定部位安置 SpO$_2$ 探头。临床上一般采用手指、脚趾、耳垂等具有动脉血流而组织厚度较薄的部位安放电极。成人多用指夹法,应将电极有光源一面放置于病人指(趾)甲背面,如果病人末梢循环较差时可选用耳垂法;小儿监测时多采用耳垂法。

3)打开电源开关,监护仪自动显示 SpO$_2$ 及心率数值,同时显示测量部位小动脉内的血流容积波形。

(2)正常值及临床意义:SpO$_2$ 正常值为 96%～100%。临床上 SpO$_2$ 与 PaO$_2$ 有显著的相关性,在重症监护方面应用广泛,常用于监测呼吸暂停、发绀和缺氧的严重程度。

(3)护理措施:①观察监测结果,发现异常及时报告医师;②病人发生休克、体温过低、贫血、使用血管活性药物及周围环境光照太强、电磁干扰、涂抹指甲油等均可以影响监测结果,应尽可能避免上述影响因素;③避免温度影响,病人体温过低时,SpO$_2$ 读数偏低或不显示,应采取保暖措施;④观察病人局部皮肤及指(趾)甲情况,定时更换传感器位置;⑤确保 SpO$_2$ 监测探头与病人连接良好,使传感器光源对准甲床。

5. 体温监测 常进行中心温度和体表温度的监测。

(1)中心温度监测:临床常用的中心温度有直肠温度、食管温度、鼓膜温度及鼻咽温度。各个部位的温度检测方法、用途、优缺点见表 3-2。

表 3-2　临床常用测量中心温度的比较

名称	探头位置	反应温度	用途	缺点	优点
直肠温度	直肠 2～3cm（小儿） 直肠 6～10cm（成人）	主要反应腹腔脏器温度	测量中心温度	易受粪便影响，且当温度迅速改变时反应较慢	方便易测
食管温度	食管的下 1/3	心脏或主动脉血液温度	人工降温、复温的温度监测	不易测量	反应迅速
鼓膜温度	外耳道内鼓膜处	反映流经脑部血流的温度	测量中心及脑部血液温度	易受大气温度的影响	测量中心温度最准确
鼻咽温度	鼻咽部或鼻腔顶部	反映脑部温度	同鼓膜温度	易损伤黏膜而鼻出血	准确性较高

　　（2）体表温度：①腋下测温。腋下是常用的体温监测部位，腋下温度一般比口腔温度低 0.3～0.5℃，因口腔温度在临床应用上有诸多不便，多被腋下温度代替。②平均皮肤温度。皮肤温度能反映末梢循环状态，可用 4 点法，即平均皮肤温度 =0.3（胸部温度 + 上臂温度）+0.2（大腿温度 + 小腿温度），通过临床观察，大腿内侧皮肤温度与平均皮肤温度非常接近，故现在常规将皮肤温度探头置于大腿内侧。

　　（3）临床意义：连续监测中心温度与体表温度，可了解外周循环灌注是否减少或改善。当病人严重休克时，温差增大，如采取抗休克措施有效后，温差减小，则提示病情好转，外周循环改善。故温差的进行性变化是判断病情良恶发展的指标之一。

二、心电图机的临床应用

　　心电图机是从体表记录心脏每一心动周期所产生电活动变化的曲线图形的仪器。其所描记的曲线图形称为心电图（ECG）。心电图机是临床上常用的诊断工具之一。目前我国医院通常采用 3 导联、12 导联或 18 导联心电图机。

（一）适应证

1. 心脏本身疾病　如心肌缺血、心肌梗死、填塞性心包炎等。
2. 心律失常　如窦性心律失常、期前收缩、房室传导阻滞等。
3. 判断药物对心脏的影响　如洋地黄、奎尼丁、胺碘酮等。
4. 判断水与电解质紊乱　如高钾血症、低钾血症、高钙血症或低钙血症。

（二）临床应用

1. 基本结构　心电图机的基本结构由主机、控制面板、记录装置、配件部分（导联

线、肢电极、胸电极、电源线、地线等)4部分组成
(图3-4)。

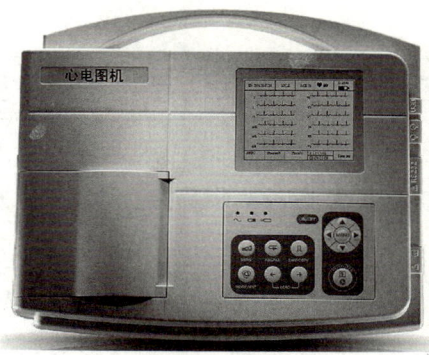

图3-4 心电图机

2. 操作步骤

（1）操作前准备

1）向清醒病人解释操作目的,取得配合。协助病人取仰卧位,解开病人上衣,嘱病人平静呼吸,放松肢体,必要时清洁皮肤和备皮。

2）连接地线和导联线,将心电图机与地线接口连接,导联线与心电图机相连。

3）打开主机,接通主机电源,电源指示灯亮,仪器预热3~5min。

（2）操作方法

1）安放导联电极:临床上主要有12导联和18导联心电图。12导联心电图为3个标准肢体导联Ⅰ、Ⅱ、Ⅲ,3个加压单极肢体导联aVR、aVL和aVF,6个胸导联V_1、V_2、V_3、V_4、V_5、V_6。18导联心电图是在12导联心电图基础上增加了6个胸导联V_{3R}、V_{4R}、V_{5R}、V_7、V_8、V_9。各导联须严格按正确位置安放。

2）开始检测:从"准备"转入"检测",检查描笔位置;按1mV定标电压键,检查方波振幅。为减少肌电和交流电干扰,应选择滤波状态。选择导联,描记心电图。描记的顺序是Ⅰ、Ⅱ、Ⅲ、aVR、aVL、aVF、V_1、V_2、V_3、V_4、V_5、V_6导联。一般每个导联分别记录3~6个完整的心动周期。当用手动方式记录心电图时,每次切换导联后,须待基线稳定后再启动记录纸。检查完毕,关闭电源,小心移开导联线,取下所记录心电图,标记姓名、年龄、检查日期和时间、导联名称,以免发生错误。擦干净病人胸前导电糊,协助病人穿衣;整理床单位和用物。

3. 护理措施

（1）做好病人心理护理,说明操作的必要性,消除紧张心理,取得病人配合。

（2）尽量避免不必要的干扰因素,如电磁干扰、病人紧张导致的肌电干扰等。

（3）为减少电极与皮肤的空隙,增加导电性能,应直接使用导电膏涂抹放置电极部位的皮肤,避免用棉签蘸生理盐水或乙醇来代替导电膏。涂导电膏时应根据导联放置位置逐个涂抹,相互分开,不可涂成一片,避免短路。

（4）为了能在平卧时描记V_7、V_8、V_9等,安放背部的胸壁电极时,最好采用扁平吸盘电极或临床上常用的一次性监护电极。

（5）心电图只能反应实时的心电变化,当心电图波形与病人的病情特征不相符时,应选择24h动态心电图,药物、运动心电图实验,超声心动图等其他检查方法来帮助诊断。

第二节　常用治疗仪器的临床应用

工作情境与任务

导入情境

医生小陈值夜班时,有一位68岁男病人,体重65kg,因"吸入性肺炎呼吸困难加重,意识模糊"收入ICU治疗。查体:病人意识模糊,口唇发绀,呼吸困难,呼吸35次/min,SpO_2 85%,ECG示窦性心律,心律125次/min,血压85/46mmHg,查血气pH值7.30,PaO_2 58mmHg,$PaCO_2$ 50mmHg,医嘱准备机械通气治疗。

工作任务:

1. 正确使用呼吸机。

2. 对使用呼吸机的病人进行护理。

一、有创呼吸机的临床应用

根据呼吸机与病人的连接方式不同,可分为有创呼吸机与无创呼吸机两类。有创呼吸机须利用人工气道(气管插管、气管切开等)对病人进行辅助通气。现代多功能呼吸机基本结构由供气、呼气、控制、监测系统和辅助装置等五部分组成(图3-5)。

(一)适应证和禁忌证

1. 适应证　各种原因引起的急性呼吸衰竭;慢性呼吸衰竭急性加剧;外科手术术中、术后通气支持;呼吸功能不全者行纤维支气管镜检查,颈部和气管手术等。

2. 禁忌证　大咯血或严重误吸引起的窒息;急性心力衰竭;低血容量性休克未纠正;支气管异物。

(二)有创呼吸机通气的基本模式

1. 持续指令通气

(1)机械控制通气(CMV):为目前常用的通气方式,与自主呼吸无关,通气量及其方式均由呼吸机决定,病人不能

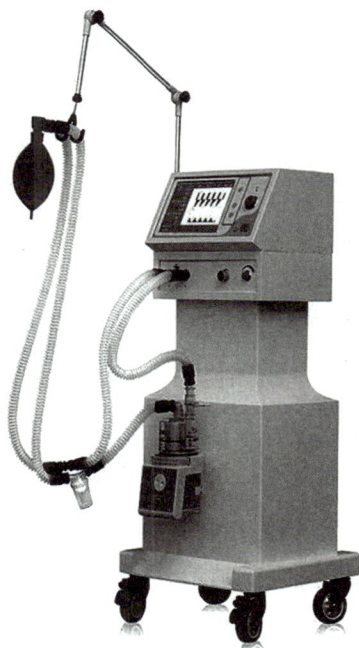

图3-5　有创呼吸机

自行切换,包括容量控制通气和压力控制通气。容量控制通气即潮气量、呼吸频率和呼吸比完全由呼吸机控制;压力控制通气即由呼吸机控制的吸气期正压,呼气期压力降为零,从而产生吸气和呼气。

（2）辅助通气（AMV）：由病人自主呼吸触发，呼吸频率和呼吸比随自主呼吸变化，通气量（或压力）、吸气时间由呼吸机决定。其包括容量辅助通气和压力辅助通气。

（3）辅助控制通气（A/CV）：是上述两种通气方式的结合，当自主呼吸频率超过预设呼吸频率时，则为辅助通气；当自主呼吸频率等于或低于预设呼吸频率时，则为控制通气。预设呼吸频率起到"安全阀"的作用。

2. 同步间歇指令通气（SIMV）　自主呼吸与控制通气相结合呼吸模式。在自主呼吸的时候，呼吸机根据预设的参数给予病人间歇性通气支持。可与病人自主呼吸同步，减少病人与呼吸机的对抗，降低对血流动力学的影响；通过设定控制频率和潮气量确保每分钟最低通气量；通过调整预设的频率改变呼吸支持的水平，从完全支持到部分支持，减轻呼吸肌萎缩；用于长期使用呼吸机病人的撤机前模式。

3. 压力支持通气（PSV）　呼吸机给予一定的压力辅助，病人自主呼吸触发和维持吸气过程。潮气量、呼吸频率受自主呼吸能力的影响，在自主呼吸时，病人吸气一开始，呼吸机即予一恒定压力帮助病人吸气，以克服气道阻力及扩张肺。常用于急性呼吸窘迫综合征（ARDS）病人以及脱机时的模式之一。

4. 呼气末正压通气（PEEP）　在呼吸机进行通气支持时，通过呼气活瓣在呼吸膜使气道保持一定的正压。防止肺泡早期闭合，减少肺内渗出，增加功能残气量，有利于氧合；呼气末小气道开放，有利于二氧化碳排出。它适用于常规给氧无效的低氧血症（如 ARDS）、肺炎、肺水肿、慢性阻塞性肺病（COPD）、大手术后预防的病人和治疗肺不张的病人等。

5. 持续气道内正压通气（CPAP）　在自主呼吸时，呼吸机为病人提供一个持续的高速正压气流，流速超过病人吸气流速，可使吸气相、呼气相气道内保持一定的正压适用于 ARDS、肺水肿病人。

6. 双水平气道正压通气（BiPAP）　在自主呼吸的吸气相和呼气相分别施加不同压力，即气道正压吸气（IPAP）和气道正压呼气（EPAP）。IPAP 用于增加肺泡通气、降低呼吸功和促进 CO_2 排出，EPAP 相当于 PEEP，增加功能残气量、改善氧合。

原则上讲，没有一种适用于所有病人和所有疾病的"万能"通气模式，应根据病人具体情况选择合理的通气模式。

（三）临床应用

1. 操作步骤

（1）建立人工气道：紧急时采用简便易行的经口气管插管或用面罩先给病人充分供氧，待缺氧有所缓解后，再考虑建立能维持较长时间的人工气道。

（2）做好病人心理准备及用物准备。

（3）连接好一次性或已消毒的管道及模拟肺，向湿化器罐内注入适量无菌蒸馏水，使液面在上下标记线之间，调节湿化器温度，并预设吸气气流温度在 32～36℃。

（4）接通电源和气源后试机。

（5）根据病人的病情和体重调节呼吸机各项参数，并设定报警值。

（6）检查呼吸机的气路系统是否漏气、控制通气模式是否正常、各参数是否准确可靠、报警系统是否完好等。

（7）取下模拟肺，将呼吸机管道与病人人工气道相接。

（8）使用呼吸机 30～60min 后行血气分析，根据结果重新调节各参数。

2. 有创呼吸机的使用与调节

（1）确定通气模式：根据不同的呼吸类型及呼吸时相变化来决定通气模式。

（2）设置参数

1）呼吸频率（RR）：呼吸频率的选择应根据每分钟通气量、目标 $PaCO_2$ 水平进行，一般成人通常设定为 12～20 次 /min，儿童 15～25 次 /min；婴儿、新生儿 25～35 次 /min。

2）潮气量（VT）：潮气量的选择通常依据体重进行，应保证足够的气体交换及病人的舒适度。一般选择 5～12ml/kg。

3）吸气时间及吸呼比：通常设置吸气时间为 0.8～1.2s，或吸呼比为 1:（1.5～2.0）。

4）通气压力：通气压力的选择常由肺顺应性、气道通畅程度、潮气量大小及吸气流速等因素决定。以最低通气压力获得适当潮气量，同时不影响循环功能为原则。气道压力（Paw）成人一般维持在 15～20cmH_2O 和小儿 12～15cmH_2O。

5）吸入氧浓度（FiO_2）：机械通气的初始阶段，可给高 FiO_2（100%），以迅速纠正严重缺氧，以后依据目标 PaO_2、PEEP（呼气末正压）水平、MAP（平均动脉压）水平和血流动力学状态，酌情降低 FiO_2 至 50% 以下。长时间通气不超过 50%～60%。

6）触发灵敏度：一般情况下，压力触发灵敏度为 -1.5～-0.5cmH_2O，流速触发灵敏度 2～5L/min，合适的触发灵敏度设置可使病人更舒适，促进人机协调。

7）峰值流速：理想的峰流速应能满足病人吸气峰流速的需要，成人常用的流速设置在 40～60L/min 之间。

8）温度及湿化调节：温度一般设置为 32～36℃，过低或过高将会加速细菌生长或气道烫伤；每日湿化液需要量为 350～500ml，不足将会导致呼吸道分泌物干结，引起肺部感染等。

（3）设置报警界限及气道安全阀：不同呼吸机的报警参数不同，参照说明书进行调节。气道压安全阀或压力限制一般设置在维持正压通气峰压上下限 5～10cmH_2O。

（4）动态观察 0.5～1h 后根据血气分析结果调整参数（表 3-3）。

表 3-3　血气分析结果和各项参数调节

血气变化	呼吸参数调节
$PaCO_2$ 过高，PaO_2 变化不大	V_T ↑，RR ↑，Paw ↓
$PaCO_2$ 过低	V_T ↓，RR ↓，Paw ↓
$PaCO_2$ 过高	V_T ↑，RR ↑，PEEP ↓
PaO_2 过低	FiO_2 ↑，PEEP ↑，吸气时间 ↑

血气变化	呼吸参数调节
$PaCO_2$ 过高 + PaO_2 过低	V_T ↑，RR ↑，PEEP ↑，吸气时间 ↑，FiO_2 ↑
$PaCO_2$ 过高 + PaO_2 正常	V_T ↑，RR ↑，Paw ↑，PEEP ↓

（四）护理措施

1. 严密观察病情变化　呼吸机治疗的病人应专人护理，除密切观察病人神志、生命体征和治疗反应外，重点观察呼吸情况，包括呼吸频率、幅度、呼吸肌运动、有无呼吸困难、自主呼吸与呼吸机的协调等。定时监测血气分析，结合病人的临床表现和通气指标判断治疗效果（表3-4）。

表3-4　机械通气效果的判断

观察指标	通气好转	通气不足
神志	稳定且逐渐好转	逐渐恶化
血压、脉搏	稳定	波动明显
胸廓起伏	平稳起伏	不明显或呼吸困难
末梢循环	口唇、肢端温暖、红润	有发绀征象或面部潮红
血气分析	正常	PaO_2 ↓、pH 值 ↓、$PaCO_2$ ↑
潮气量和每分钟通气量	正常	降低
人机协调	协调	不协调或出现对抗

2. 加强呼吸道管理　对气管插管或气管切开病人，应加强导管护理，及时清除呼吸道分泌物，特别应做好呼吸道湿化，防止痰液干涸，保持气道通畅。

（1）认真做好呼吸道湿化，常用的呼吸道湿化方法有加热蒸汽加温加湿法、呼吸道内直接滴注加湿法等（表3-5），其中加热蒸汽加温加湿法是临床常用的方法。

表3-5　常用呼吸道湿化方法

方法	原理	优点	缺点	适用对象
加热蒸汽加温加湿法	将无菌水加热，产生水蒸气，与吸入气体进行混合	可控制吸入气体温度和湿度	需专门加热湿化罐	所有病人
呼吸道内直接滴注加湿	直接向呼吸道内持续或间断滴入湿化液	简单易行，价廉	易引起呛咳、细菌可能向深部转移等	气管插管或气管切开病人，目前临床应用较少

方法	原理	优点	缺点	适用对象
雾化加湿	利用高速氧气、空气或超声发生器将湿化液变为雾状,随吸入气体一起进入气道	形成的雾滴微粒小,可达细末支气管和肺泡	需特殊雾化装置,对吸入气体基本无加温作用	所有病人
水汽接触加湿	氧气通过筛孔后形成小气泡,可增加氧气和水的接触面积,从而提高吸入气体湿度	简单易行,价廉	湿化效果差,无加温作用	所有病人

（2）正确判定呼吸道湿化效果:①湿化满意表现为痰液稀薄,可顺利吸引出或咳出,导管内无痰栓,呼吸通畅,病人安静;②湿化过度表现为痰液过度稀薄,需不断吸引,听诊呼吸道内痰鸣音多,病人频繁呛咳,烦躁不安,人机对抗,可出现缺氧性发绀、血氧饱和度下降及心率、血压等改变;③湿化不足表现为痰液黏稠,不易引出或咳出,听诊呼吸道内有痰鸣音,导管内可形成痰痂,可出现突然的吸气性呼吸困难、烦躁、发绀及血氧饱和度下降等。

（3）及时行气管内吸痰

1）吸痰的指征:痰液潴留在人工气道内、口腔或鼻腔,闻及痰鸣音,病人烦躁不安、呼吸频率加快,病人要求吸痰,呼吸机气道峰压增加,咳嗽、血氧饱和度下降。

2）有效吸痰的表现:呼吸音改善,气道峰值压力降低,潮气量增加,SpO_2、SaO_2 改善。

3. 生活护理　见第六章第二节。

4. 心理护理　向病人说明呼吸机治疗的目的、需要配合的方法等。但因病人进行机械通气,不能进行言语交流,可通过手势、摇头或点头、闭眼或睁眼等方法进行交流。操作应轻柔,增强病人的舒适感。长期使用呼吸机的病人可产生呼吸机依赖,要教育病人加强自主呼吸锻炼,争取早日脱机。

5. 处理人机对抗　呼吸机与自主呼吸不协调的危害性很大,可增加呼吸功、加重循环负担和低氧血症,严重时可危及病人生命。

（1）临床表现:潮气量很不稳定,忽大忽小;呼出气 CO_2 监测,CO_2 波形不稳定,不规则,有切迹,严重时出现"冰山"样改变;不明原因的低压报警、高压报警或气道压力表指针摆动;清醒病人可出现躁动,不耐受。

（2）常见原因:

1）病人因素:治疗早期病人不配合,治疗过程中出现病情变化,使其耗氧量加大或体位改变等因素均可造成人机对抗。

2）呼吸机因素:呼吸机同步性能不好、同步功能的触发灵敏度装置故障或管道漏气等也可导致人机对抗。

（3）处理措施：首先脱开呼吸机（但气道高压的病人慎用），并用简易呼吸器辅助通气；同时检查呼吸机问题及病人气道的阻力。若是呼吸机故障应立即排除；若为病人的原因，应仔细检查有无气道阻塞、气胸等，并注意检查有无全身异常及其原因，及时进行处理。如呼吸机与自主呼吸不协调的原因去除后仍不协调，可考虑更换气道导管或套管；必要时可遵医嘱采用抑制自主呼吸的药物，以减少呼吸机对抗的危害，但要注意药物的副作用，如抑制排痰、膈肌上抬、低血压等。

6. 撤机

（1）撤机前阶段

1）为顺利撤机，护士应鼓励病人自主呼吸，恢复呼吸肌力量，树立自主呼吸的信心。

2）告知病人撤机的条件已具备，让病人做好充分的心理准备。

3）向病人保证进行严密观察，一旦出现呼吸窘迫将立即进行人工通气，以确保足够的供氧。

（2）撤机过程阶段

1）呼吸状况评估：病人呼吸功能基本正常。例如：呼吸频率 <25 次 /min，自主呼吸潮气量 >5ml/kg，最大吸气压 >−20cmH_2O，咳嗽和吞咽反射较好，血气分析值均正常，吸入氧浓度 <40% 等。

2）循环状况评估：病人循环功能正常。如血压、脉搏、心电图、尿量等正常。

3）神经系统评估：病人神志清楚，定向力、肌力及各种生理反射正常。

4）营养状况评估：病人营养状况良好。

（3）撤机结果：根据病人病因、临床表现不同，可选用不同的撤机方法。

1）呼吸机过渡：可用压力支持脱机、容量支持脱机、同步间歇指令脱机等方法。但一般认为压力支持脱机效果较好，同步间歇指令脱机效果较差。

2）间接撤机：在脱机前间隙使用射流给氧、T 管给氧等间接支持，逐渐延长脱机时间。间接撤机注意监测血氧饱和度。

3）直接撤机：适用于原心肺功能良好，呼吸支持时间短的病人；病人自主呼吸良好，且不耐受气管插管，可直接撤离呼吸机，让其自主呼吸。

（4）呼吸机依赖：呼吸机依赖是指机械通气病人使用呼吸机通气支持的实际时间，超过根据病人病情所预期的通气支持时间的一种状况，且病人至少有一次撤机失败。很多生理和心理因素都可引起呼吸机依赖。

1）生理因素包括气体交换降低、通气负荷增加、通气需求增加、通气驱动力降低和呼吸机疲劳等。

2）心理因素包括不能控制呼吸模式、缺乏动机和信心、精神错乱等。

（五）有创呼吸机常见报警的处理

呼吸机报警按警示级别分为一、二、三级和机械故障 4 种类型。常以报警声音、屏幕显示警报信息及红色或黄色指示灯闪烁的方式,提示病人呼吸、人工气道及循环管路或呼吸机出现问题。一级警报是指一些不会危及病人生命但可能会对病人有害的问题;二级警报是可能危及病人生命安全的问题,需要去处理;三级警报是指正在发生威胁到病人生命安全的问题,属于红色警报,要求立即处理;机械故障是指呼吸机不能正常工作,需要工程师技术支持。

处理原则:以保障病人的生命安全为原则,同时再查明报警原因。若报警问题能立即解决,应先处理报警原因,后恢复报警信息;当报警问题不能立即解决时,应立即脱离呼吸机,改用简易呼吸器接氧气给病人辅助通气,或更换呼吸机。

(六)呼吸机的维护、清洁与消毒

正确的维护和清洁呼吸机可延长其使用寿命,保证病人安全、避免交叉感染,有效地发挥临床作用,提高抢救成功率。故正确的维护和清洁呼吸机是ICU护士的重要职责。

1. 呼吸机的维护保养

(1)定期更换消耗品:定期检查更换电池、活瓣、皮垫、细菌过滤器及过滤网等。

(2)使用前检测:包括电源检测、气密性检测、设置项目检测、报警系统检测、监测系统的检测、呼吸机附加仪器功能的检测。检测后的呼吸机已处于完好的备用状态,用清洁防尘布罩好,并在显著位置挂上"备用状态"字样的标牌,放置于清洁、干燥、通风的房间,随时准备应用于临床。

(3)使用中维护:包括管道的气密性、管道的通畅性、主机防水、防止人为损伤、主机散热。

2. 呼吸机的清洁与消毒

(1)主机清洁:①管路清洁,呼吸管路多为合成材料、橡胶、金属,要仔细检查管道内有无痰痂、血渍、油污及其他污物残留,若冲洗不干净则难以达到彻底消毒的目的;②传感器的清洁,传感器属精密的电子产品,价格昂贵,并且有各自的性能特点,须根据各呼吸机的说明书或操作指南进行清洁;③主机内部的清洁,呼吸机主机多为电子组件,不能使用常规方法清洁,须由工程师进行定期保养;④呼吸机机壳的清洁,呼吸机外壳可用温水纱布轻轻擦净。

(2)外部管路消毒:①浸泡消毒法,常用含氯化学消毒液、酸性电位水等;②气体熏蒸消毒法,常用环氧乙烷气体消毒;③高压蒸汽消毒法,呼吸机需消毒部件的金属部分和耐高温部件,可视具体情况,送供应室进行高压蒸汽消毒。

(3)湿化器的消毒:①一人一更换,长期使用呼吸机病人每周更换两次;②湿化器采用浸泡消毒或高压蒸汽消毒方法;③湿化器内注入无菌蒸馏水,并每日更换。

(4)日常清洁消毒:每日清洁呼吸机表面一次。

(5)呼吸机终末消毒:病人停用呼吸机后将呼吸机所有管路系统逐一拆下,彻底消毒后,再按原结构重新安装、调试。

（七）常见并发症及护理措施

1. 建立人工气道的并发症及护理措施，见第四章第三节。

2. 呼吸机通气支持的并发症及护理措施

（1）通气不足：病人可出现呼吸困难、呼吸频率增快；脉搏、血氧饱和度下降，严重者出现发绀、大汗，心率、血压、意识改变；双肺呼吸音低，呼吸动度减弱；动脉血二氧化碳分压上升、呼出气二氧化碳分压上升。

（2）通气过度：病人可出现兴奋、谵妄等表现，严重者表现为低血压、昏迷，血气检查结果呈呼吸性碱中毒表现。

（3）气压伤：病人表现为烦躁不安、呼吸困难、心率增快、血氧饱和度下降，血压可出现异常改变，患侧呼吸音降低或消失，呼吸动度减弱。预防重点在于鼓励病人自主呼吸或采用部分通气支持方式，限制支持潮气量，合理设置高压报警限。

（4）心血管功能抑制：临床上可出现低血压、心率增快、中心静脉压升高、颈静脉充盈、心律失常等。预防及处理：应鼓励病人自主呼吸，采用浅快呼吸支持，尽量不使用呼吸末正压，并遵医嘱使用强心剂、升压药等。

（5）肺部感染：致病菌多为革兰氏阴性杆菌，以铜绿假单胞菌为主。应严格无菌操作，必要时应用有效抗生素。

二、无创呼吸机的临床应用

无创机械通气（NIV）是一种不需建立人工气道即能对病人进行呼吸机辅助通气的方法（图 3-6）。无创机械通气是一种正压通气，呼吸机通过做功，提供高流量的气体，并产生一定的高压力，病人在此压力下吸气、呼气，可增加有效通气量，改善换气，从而改善或纠正缺氧、高碳酸血症及酸碱失衡等。

无创机械通气的优点是通过无创方式连接呼吸道，损伤小，应用灵活，保留了吞咽、说话功能，减少了镇静药物的使用，病人易于接受；同时，不通过人工气道连接，保留了上呼吸道的防御功能，呼吸机相关肺炎的发生概率降低，避免了人工气道引起的阻力功。

图 3-6 无创呼吸机

（一）适应证和禁忌证

1. 适应证 呼吸肌疲劳需呼吸支持的病人，如 COPD、心源性肺水肿病人；免疫抑制病人呼吸衰竭早期；睡眠呼吸暂停低通气综合征病人；早期拔管需正压辅助通气病人；拒绝有创通气病人。

2. 禁忌证 心跳呼吸停止；昏迷病人；自主呼吸微弱，随时可能发生呼吸停止病人；

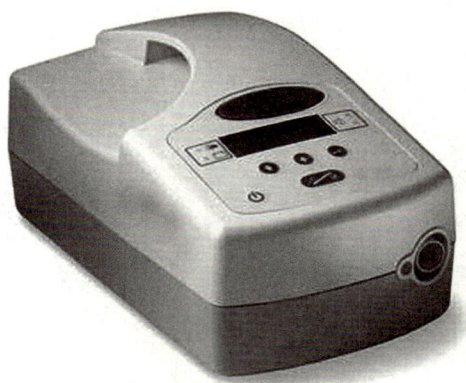

易发生误吸可能,如颅内高压病人;合并其他脏器衰竭;面部创伤、术后或者畸形无法佩戴面罩病人;不配合的病人。

（二）基本模式

无创呼吸机常见的呼吸模式有 4 种:①连续气道正压通气(CPAP);②自主通气(S);③时间安全频率通气(T);④自主与控制结合的正压通气(S/T),在自主呼吸时使用的是PSV 方式,而在控制通气时使用的是 PCV(压力控制通气)方式。根据病人病情选择不同模式、不同参数,为其提供呼吸支持。

（三）临床应用

1. 操作前准备　护士应和病人进行充分沟通,向病人解释治疗的意义及配合方法消除病人的恐惧,提高依从性和安全性。安装连接螺纹管及湿化器,连接电源线、氧气源,检查并确认湿化器内水量足够。检查病人的上呼吸道情况并选择适当的鼻罩或鼻面罩。

2. 操作步骤

（1）按下电源开关开机,确认机器运行正常。

（2）初步设定通气参数,通过控制面板旋钮设置通气模式、吸气相气道正压(IPAP)、呼气相气道正压(EPAP)、通气频率、氧浓度等参数。

（3）连接鼻罩或鼻面罩并固定,以头带固定于病人面部,应根据临床需要选择适宜的连接方式。连接的紧密性和舒适性对疗效和病人耐受性有很大影响。口鼻面罩的位置和固定带的张力应恰当,一般固定后面颊部能插入 1~2 指为宜,面罩的位置应处于正前方,不能压在鼻梁上。调节头带松紧以消除鼻罩或鼻面罩漏气。

（4）通气并观察疗效,通气有效指征表现:数分钟可见 PaO_2 上升;呼吸困难减轻;呼吸频率减慢;$PaO_2 > 50mmHg$ 或 $SaO_2 > 90\%$;心率下降,血压稳定。

（5）1h 后做动脉血气分析检查,再次调节呼吸机参数。

3. 常见问题和处理

（1）病人不耐受:常见原因有面罩不合适、连机顺序错误、呼吸机参数不合理、同步性差、病人恐惧等。处理措施:更换面罩、检查连机顺序,重新连接;调整呼吸机参数;对病人做好解释等。

（2）口咽眼干燥的护理:减少经口漏气;多饮水;使用加温湿化器;使用滴眼液或眼膏剂等。

（3）面罩压伤的护理:在鼻梁、鼻翼部位放纱布垫减轻压力或者使用皮肤保护膜。

（4）胃胀气的护理:尽量用鼻呼吸,少说话;用促胃动力药;必要时进行胃肠减压等。

（5）误吸的护理:有误吸可能的病人尽量不用无创呼吸机;病人采取半卧位;避免饱餐后立即行无创机械通气。

（四）护理措施

1. 一般护理　协助病情允许的病人取半卧位或坐位,使用呼吸机过程中严密观察病人的神志、生命体征及皮肤黏膜发绀情况。每日保持一定的饮水量,并给予高热量、高蛋白、易消化的半流质饮食。

2. 血气监测　定时监测病人的血气指标,及时将血气分析结果报告医生。

3. 呼吸机的检查　添加蒸馏水至刻度线,在使用中保持在 32~34℃;密切观察呼吸机的运转和各项指标,如有报警及时处理;检查呼吸机管道的衔接,鼻面罩是否漏气,氧气管道有无脱落等。

4. 做好无创机械通气失败的准备,备好有创通气用物。

三、电除颤器的临床应用

心脏电复律是用高能电脉冲直接或经胸壁作用于心脏,治疗多种快速性心律失常,使之转复为窦性心律的方法。此方法最早用于消除心室颤动,故称电除颤,所用的仪器称为电除颤器或电复律仪。非同步电复律(电除颤)是指不启用同步触发装置,可以在任何时间放电,用于转复心室颤动。同步电复律是指通过同步触发装置,利用病人心电图中 R 波触发放电,使电流仅在心动周期的绝对不应期中发放,避免在心室的易损期放电而诱发心室颤动,可用于转复心室颤动以外的各类异位性快速心律失常。

(一)电除颤器的常用类型

1. 按照临床应用分类

(1)单相波形除颤器:利用高能量的单相电流脉冲来终止异位性快速心律失常。

(2)双相波形除颤器:指有两个电流脉冲,第二个电流脉冲波与第一个电流脉冲波方向相反,通过低能量的双向脉冲来终止异位性快速心律失常。

2. 按电极板放置的位置分类

(1)体内除颤器:将电极放置于胸内直接接触心肌进行除颤。现代的体内除颤器均为埋藏式,除了能够自动除颤外,还能自动进行心电的监护、心律失常的判断、治疗方法的选择。

(2)体外除颤器:将电极放在胸外,间接接触心肌除颤。目前临床使用的除颤器大都属于这一类型(文末彩图 3-7)。

(二)适应证与禁忌证

1. 适应证

(1)非同步电复律:心室颤动;心室扑动;快速室性心动过速伴血流动力学紊乱,QRS 波增宽不能与 T 波区别者。

(2)同步电复律:新近发生的心房颤动或心房扑动,在去除诱因或使用抗心律失常药物后不能恢复成窦性心律者;室上性心动过速,非洋地黄中毒引起,并对迷走神经刺激或抗心律失常治疗无效者;室性心动过速,抗心律失常治疗无效或伴血流动力学紊乱者。

2. 禁忌证　洋地黄中毒;低钾血症;多源性房性心动过速;伴有窦房结功能不良的室上性心动过速;完全性房室传导阻滞;病态窦房结综合征;除颤后在药物维持下又复发或不

能耐受药物维持的心房颤动病人;心脏明显扩大或巨大左心房病人;严重心功能不全病人。

（三）临床应用

由于 ICU 抢救病人多使用电除颤器的非同步电复律(电除颤)功能,故本节仅介绍电除颤的临床应用。

1. 电除颤的应用

（1）操作前准备:准备相关物品,检查除颤器状况,病人去枕平卧于硬板床,不与周围金属接触,解开上衣,暴露胸腹部。

（2）除颤步骤

1）打开主机:操作者站在病人右侧,连接心电导联线,打开除颤器电源开关,启动心电仪监测病人心电图。

2）选择电复律方式:根据病人情况选择心脏电复律方式。心脏停搏、心室颤动选用非同步电复律;房扑、室上性心动过速等心律失常选用同步电复律。

3）安放电极:在电极板表面涂以适量导电糊或加用盐水浸湿的纱布垫,保证电极板与病人皮肤接触良好。胸外电击除颤电极板的安放位置有两种。①常规位置。将正极侧电极板放置于病人左侧腋前线 5～6 肋间,将负极侧电极板放置于病人胸骨右缘第 2、3 肋间,两电极板相距 10cm 以上(图 3-8)。②后前位置。正极侧电极板放置于左侧乳头下方,负极侧电极板放置于病人左侧肩胛骨下方。

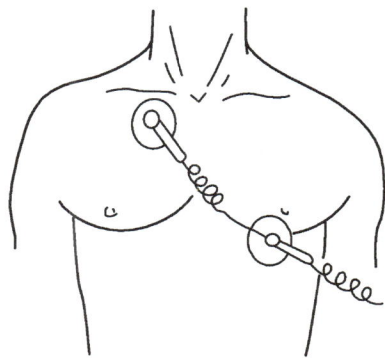

图 3-8　常规位置

4）电能量设定及充电:选择所需电能量,对除颤器进行充电。除颤时能量选择方法根据《2020AHA 心肺复苏及心血管急救指南》要求,成人电除颤时,单相波除颤器的能量为 360J,双相波除颤器为 120～200J。

5）放电除颤:将电极板置于病人胸部正确位置,施加适当压力,使其与病人皮肤紧密接触,双手同时按下放电按钮进行放电。

6）除颤后观察:放电后立即观察病人心电示波,了解除颤效果。如除颤未成功,可再次除颤,同时寻找失败原因,采取相应措施。

7）操作完毕,整理床单位,病人采取舒适卧位,整理擦拭除颤器,保持除颤器完好备用。

2. 注意事项

（1）在电除颤的同时,积极有效的给氧、胸外心脏按压等基础生命支持,纠正酸中毒和电解质紊乱;对于细颤型心室颤动者,应先进行心脏按压、氧疗及注射肾上腺素等处理,使之变为粗颤,再进行电击,以提高成功率。

（2）早期除颤对心搏骤停者至关重要,因电除颤的时机是治疗心室颤动的决定性因素。在心搏骤停发生 1min 内进行除颤,病人存活率可达 90%,超过 12min,则只有 2%～5%。

因此,当发现心脏停搏或心室颤动时,应在 2min 内立即除颤;对心搏骤停病人,院外 5min 以内,院内 3min 以内完成除颤,效果最佳。

（3）为减小病人胸壁阻抗,应使两电极板与病人皮肤紧密接触,除在电极板涂抹导电糊外,应将电极板放置平稳,施以 2～5kg 压力,然后放电。

（4）充电不应过早,最好在放置电极板前完成,否则,如果误碰放电开关,会意外放电;充电后 2 个电极板不应该相互接触,用双手分别持握,保持一定距离;避免误放电,损坏仪器。

（5）电极板盐水纱布以浸湿不滴水为宜,防止将大量水带到病人皮肤,引起电能流失或灼伤皮肤;电极板应安放准确,与病人皮肤密切接触,保持导电良好。

（6）电击时任何人不得接触病人及病床,以免触电;在允许情况下,停止吸氧,以防引起爆炸;必要时,可暂时断开或取下病人的电子仪器,避免损坏。

四、输液泵的临床应用

输液泵是连续静脉输液最为理想的先进治疗仪器,是 ICU 必备医疗仪器之一。它能准确控制单位时间内液体输注的量和速度,保证精确的输液速度,并能控制输入的液体总量。其自身带有的安全报警装置,在输液通路中有空气或存在妨碍液体输入的因素时均可报警,以确保输液安全。目前,输液泵已广泛应用于大中型医院各科及 ICU。

（一）输液泵的常用类型

1. 蠕动控制式输液泵　蠕动控制式输液泵即普通输液泵(图 3-9),是利用微型计算机控制步进式电机,带动偏心凸轮作用于中心测压指状蠕动排,使蠕动排以波动方式挤压充满液体的输液管,完成输液,即模仿水车工作原理。

2. 针筒微量注射式输液泵　针筒微量注射式输液泵,又称微量泵(图 3-10)。它是在微型计算机的控制下,步进电机通过减速器带动泵内丝杆缓慢、匀速地直线运动,推动注射器活塞向前推动药液,实现微量匀速注射。其适用于给药非常准确、总量很小且给药速度缓慢或需要长时间在流速均匀的情况下的注射。微量泵根据注射器衔接数量还可分为单通道微量泵、双通道微量泵和四通道微量泵等。

（二）适应证

1. 危重症病人的抢救,心血管病病人的治疗。
2. 特殊药物输液,如硝普钠,肾上腺素等。
3. 儿科病人的输液治疗。

（三）临床应用

1. 普通输液泵

（1）基本结构:由微机系统、泵装置、检测装置、报警装置和输入及显示装置 5 个部分组成。

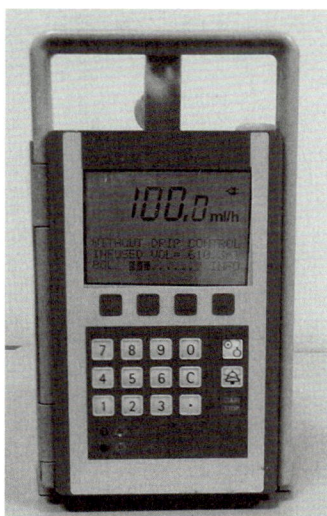

图 3-9　普通输液泵

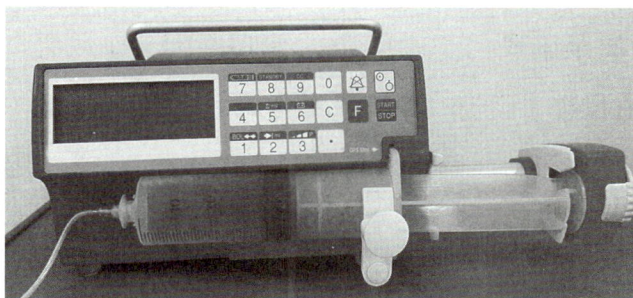

图 3-10　微量泵

（2）操作步骤

1）准备：向病人解释输液目的、方式及药物作用,取得病人配合,评估输液处皮肤及周围血管情况,仪器处于备用状态。

2）稳妥放置输液泵：使用输液泵背面"固定夹",将输液泵固定在输液架或病床旁,确认设备已正确定位、稳妥放置后接通电源。

3）接通输液管路：①连接输液泵管将药液瓶倒挂于输液架上,悬挂位置要保证输液瓶底部不低于输液泵；②挤压滴管使药液迅速流至滴壶内 1/3～1/2,抬高滴管下端的输液泵管,松开流速调节器（螺旋夹）,手持针栓部缓慢放下输液泵管,使少量液体流至小药杯内,将输液管内气体一次排尽,关闭流速调节器；③开启电源开关,打开泵门,将输液泵管软管部分按从上往下的方向,正确固定在输液泵管道槽中（图 3-11）；④再次检查输液泵管内有无残留气体,关闭泵门,协助病人取舒适体位；⑤将滴数监测传感器夹在滴

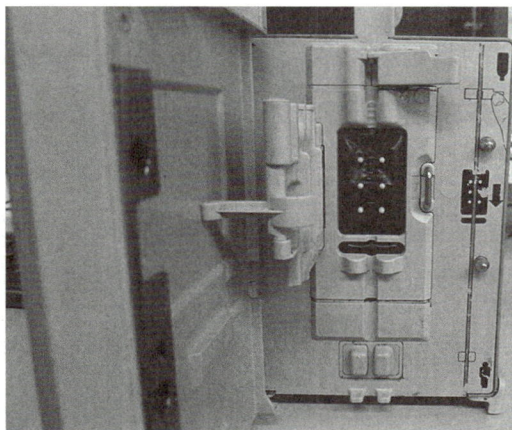

图 3-11　输液泵管道槽

壶上,用固定架夹固定输液壶；⑥按下开关键,仪器进行自检,屏幕显示自动检查项目,自检后,绿色主电源或黄色电池指示灯点亮。

4）设定输液泵各参数：遵医嘱用数字键设定输液速度和预置输液量。

5）行静脉穿刺：选择血管进行穿刺并固定（同静脉输液操作程序）,将输液泵管与穿刺针连接。

6）开始输液：按下开始键（START）,开始输注液体。

7）结束输液：①按下停止键（STOP）,停止输注液体;关闭输液泵管流速调节器,按下

门锁,开启泵门,由下至上摘除输液管;将数字调至0位。按压开关键2s,关闭输液泵。②保持泵体清洁,用微湿干净软布擦拭;清理用物,做好输液工作记录。

(3)报警原因及处理方法:见表3-6。

表3-6 报警原因及处理方法

警示讯号	常见原因	处理方法
气泡报警	管路中有气泡、溶液瓶或袋内液体已空	打开仓门取出泵管,排出气泡、更换新输液瓶
电池低电压报警	电池电量不足、电池充电无效	连接交流电源、更换同类型电池
滴数报警	输液瓶或袋内液体已空、流速调节器未打开、排气时小帽未打开、传感器放置错误、传感器损坏、滴壶不稳,有摆动、滴壶有水雾、滴壶液面过高	更换新输液、打开流速调节器、打开排气帽、正确放置、夹紧传感器于滴壶、更换传感器、固定输液壶,保持稳定、摇动滴壶,去除水雾、滴壶内液面不能超过滴壶高度1/2,将输液瓶正置,再将部分液体挤回瓶内,使液面降低
输液完成报警	预置输液量已经输完	停止输液或根据医嘱更换液体再设预置量
保持开放速率	输液瓶或袋内液体已空	遵医嘱更换输液或停止输液
设备功能异常	设备不能正常运转	更换输液泵
机器未运行	没有按"开始"键	按"开始"键启动机器
未充电	某些设备要求在闲置时要持续充电,当未充电时报警	连接主电源充电
压力报警	输液管打折或受压、流速调节器未松开	解除打折或受压、松解止血带,穿宽袖口衣服,避免输液肢体侧测血压,清除血块,松开流速调节器
阻塞报警	血块阻塞静脉通路、血管压力过大	
泵门报警	输液管放置不正确	按要求重新放置输液管
	电路故障、记忆电池损坏	专业技术人员协助解决

(4)护理措施:输液前按医嘱设定输液速度;使用输液泵时注意传感器必须保持水平位,不可暴露于强光下;在输液泵处于关闭状态时与病人静脉穿刺管连接;注意无菌操作,避免污染;开始输液时,再次确认输液滴数和输液量的设置;输液完成后做好泵的保养工作。

2. 微量泵

（1）基本结构：微量泵是由泵、数据显示窗、数据输入键、功能键和注射器安全支架 5 部分组成。

1）泵：推动注射器内活塞向前推注液体。

2）数据显示窗：显示注射药液过程中各种工作状态等。

3）数据输入键：设定在单位时间内注入病人体内药量的 1 组数字键。其中 C（CLEAR）为数据清除功能，用于微量泵参数设定后需要修改时使用。

4）功能键：泵的启动与停止、查看输入液体容积、报警声消除。

5）注射器安全支架：固定注射器。

（2）操作步骤

1）接通交流电源，无交流电源情况下由内置电池供电。

2）遵医嘱核对药物，选专用注射器吸取药液，连接延长管并排气。注射器规格有 20ml、30ml、50ml 和 80ml，注射器和延长管有普通、避光和化疗药物专用 3 种。

3）拉开推动装置，将注射器放入泵的注射器槽内，使用针栓压盘和推动装置锁定注射器。

4）打开电源开关进行自检，自检时，显示软件版本，并显示针筒型号（必须与放入的针筒型号吻合），按 F 确认针筒型号。

5）预置输液量：按 F 键，再按 2 键，再输入预置输液量值，按 F 键确认。

6）设置输液率：根据医嘱计算输液率，输液率设定范围 0.1～99.9ml/h。

7）行静脉穿刺并连接注射延长管。

8）按启动键开始输注液体，此时可见注射指示标志移动。

9）停止输液：①按 STOP 停止输液，中断与病人的连接；②打开针筒支撑夹，取走针筒；③按压开关键 2s 关机。

（3）微量泵报警常见原因及处理方法（表 3-7）

表 3-7　微量泵报警常见原因及处理方法

警示讯号	常见原因	处理方法
	电池空，在电池耗尽前 3min，将会出现预报警	连接交流电源或更换同类型电池
	阻塞引起的压力报警	找出原因（如管路打折或受压），解除阻塞
	注射器走空或输液结束前 3min 预报警	更换注射器或者停止输液
	当开机并设定速率后未按 START 键启动输液	按 START 键开始输液

警示讯号	常见原因	处理方法
▭	注射器固定夹未正确放置好	重新放置注射器
▯	推动装置锁定没有滑入正确的位置	重新推动锁定装置
→1ml	预置输液量报警,预置的输液量已完成	停止输液或根据医嘱更换液体再设预置量

五、亚低温治疗仪的临床应用

亚低温治疗仪又称降温毯(图3-12),是由循环水流制冷后,通过传导散热,达到降温效果的降温设备。临床主要用于各种原因引起的高热、水肿、脑出血、脑外伤病人。

(一)适应证

1. 脑保护 严重颅脑外伤、心搏骤停心肺复苏后昏迷病人,应用亚低温治疗可快速将病人全身体温调整至所需温度(一般为33~35℃),能显著减轻脑损害,促进神经功能恢复,

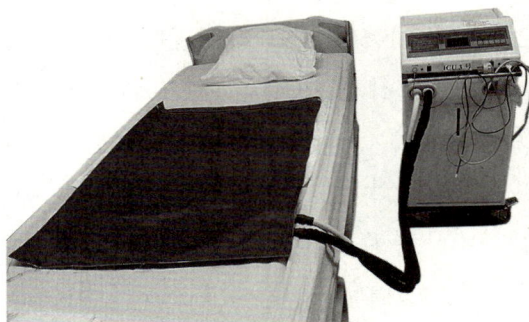
图3-12 亚低温治疗仪

还可降低机体代谢率,减少氧耗和乳酸堆积,对保护血-脑屏障、防止细胞内酸中毒、减少脑水肿、降低颅内压有良好效果。

2. 高热病人物理治疗 减轻因持续高热造成高代谢、脱水、酸中毒、谵妄、神经系统损伤等不良后果。

3. 机体局部降温 损伤肢体局部降温,可减少渗出水肿,控制继发损伤,减轻病人疼痛。

(二)禁忌证

年老且伴有严重心功能不全或心血管疾病;合并休克,尚未得到彻底纠正;严重缺氧尚未纠正;处于全身衰竭状态。

(三)临床应用

1. 准备步骤 神志清醒病人,向其解释亚低温治疗的目的,取得病人配合,亚低温治疗仪处于备用状态。

2. 操作步骤

(1)加水:使用前先确定水箱水位计液面是否达到标线。若未达到,将水箱加水至水

位计标线水平。

（2）铺毯：将降温毯平铺在病人病床，为避免毯子被病人排泄物污染，自下而上铺胶单和中单，一次性尿垫置于病人臀部下方。

（3）连接传感器：将温度传感器一端插入主机接口，另外一端夹于病人腋窝或插入肛门以测量体温。

（4）开机：打开电源开关，电源指示灯点亮，水温表和体温表通过自检程序后开始工作，两者所显示的温度均为开机时实测温度。

（5）设定机温和水温：①设定机温，按压温度调节键设定开机和停机温度。当病人体温下降达到设定温度时，水循环系统和压缩机均停止运行。当病人体温高于设定温度0.3~0.5℃时，机器重新开始工作。②设定水温，按压水温调节键设定水温。水温设定范围为3~20℃。当实测水温达到设定水温时，压缩机停止工作。当毯内水温高于设定水温1~3℃时压缩机重新启动。

（6）设置体温下限报警值：体温报警下限设置值比机温设定值低1~2℃。

（7）监护病人：治疗过程中密切监护病人病情变化。

（8）结束治疗：亚低温治疗仪结束复温时应先停物理降温，让体温自然恢复，同时逐渐降低冬眠合剂用量，直至停用。

3. 结束步骤

（1）关机结束时，按开关键，温控系统和冷水循环系统停止工作；将电源开关置于"0"位置，切断电源。

（2）按操作要求取出温度传感器；取下毯子；清除冷却循环水；拆卸管道；将毯子与主机分离；整理床单位，清理用物。

（3）记录病人病情、生命体征变化及评价治疗效果，记录开停机时间等。

4. 护理措施

（1）在亚低温治疗过程中，应先使用冬眠合剂，在病人进入冬眠状态，对外界刺激反应明显减弱、瞳孔缩小、对光反射迟钝、呼吸频率相对减慢、深反射减弱或消失后，方可开始降温。降温速度以每小时降低1~1.5℃为宜，3~4h达治疗温度。在进行降温时，应避免病人冻伤。

（2）冬眠合剂中的氯丙嗪和哌替啶具有扩张血管降低血压的作用，因此，亚低温治疗中不宜剧烈搬动或翻动病人，以免引起直立性低血压。

（3）一般情况下，各种降温治疗的温度设定范围：亚低温治疗室温度介于34~35℃；头部重点降温的病人维持鼻腔温度在33~34℃；发热病人物理降温至37℃。

（4）亚低温治疗仪应连续使用一段时间，使体温维持在一个恒定水平，即使体温已降至正常也不应急于停机，在病情稳定后方可逐步停机，以保证降温效果良好，预防病人体温反跳。长时间使用亚低温可能会加重脑缺血损伤，治疗时间以6d为度，然后自然复温，复温时间控制在10~12h，以保证安全。

（5）密切观察监护病人皮肤和肢端温度、颜色。由于毯子置于病人背部和臀部，因循环减慢，骶尾部受压，易产生压疮，应加强局部皮肤护理，定时翻身、拍背。同时做好肢端保暖工作，特别是颅脑损伤应用甘露醇的病人，肢端循环功能减弱可影响液体输注速度。

（6）密切观察监护病人生命体征变化，定期进行体温监测，低温可引起心率减慢、血压下降等反应。要特别注意观察老年病人的血压、心率等变化，给予心电监护、血压常规监护，保持呼吸道通畅，必要时给予吸氧或人工呼吸机辅助呼吸。

（7）预防感染，低温环境易造成细菌滋生，同时使人体免疫力下降，易引起身体各部位感染，其尤以肺部感染最为明显。因此，必须加强呼吸道管理并严格执行各项无菌操作。

（8）确保室内空气流通，保持床单位干燥、整洁。因毯面温度低，当室内温度高时，毯面易形成冷凝水，使床单潮湿，应及时更换。

（9）保持亚低温治疗仪软水管通畅，避免折叠或弯曲。降温毯使用过程中应观察探头放置位置，经常检查有无脱落或位置不当，及时纠正。水毯铺放是否平整，避免折叠造成水循环受阻，影响降温效果。

第三节 其他临床常用的重症监护技术

一、血气监测

血气监测是危重症病人诊断和治疗过程中常规的监测手段。通过对血气的监测有助于对病人呼吸功能进行分析和判断，还可为机械通气的病人提供调节呼吸机的参数。血气监测分为有创血气监测和无创血气监测。前者是将动脉血或混合血注入血气分析仪，由三电极系统（pH 值，CO_2 和 O_2），测定出 pH 值、PCO_2、PO_2，再经计算机分析综合出其他各项参数。无创血气监测是经皮监测血氧分压和二氧化碳分压等。

（一）有创血气监测

1. 血气分析标本采集

（1）采血部位：血气分析除特殊情况一般采取动脉血，故多选择体表易扪及的动脉部位，如股动脉、桡动脉、足背动脉等，必要时也可从动脉留置套管中直接采取动脉血。在动脉血采集困难时可用静脉血或混合静脉血，一般不用末梢血。

（2）操作要点：①核对医嘱，做好准备；②携用物至病人旁，核对后协助病人取舒适体位，暴露穿刺部位；③将血气针针栓推到底部，再回抽至 1.6ml；④消毒穿刺部位，确定动脉及走向后，迅速进针，动脉血自动顶入血气针内，血液液面达到预设位置后拔针；⑤拔针后立即将针尖斜面刺入橡皮塞或者专用凝胶针帽隔绝空气；⑥将血标本颠倒混匀 5 次，手搓样品管 5s，保证抗凝剂完全作用，立即送检；⑦指导病人垂直按压穿刺部位 5～10min。

2. 正常值及临床意义

（1）血液的酸碱度值（pH 值）：pH 值可以反映酸碱状态的程度，是一个综合指标，代谢和呼吸因素都可以影响 pH 值。正常值:动脉血 pH 值为 7.35～7.45(平均为 7.40),静脉血 pH 值低 0.03～0.05。

(2)动脉血二氧化碳分压($PaCO_2$):是指物理溶解于动脉血液中的二氧化碳所产生的张力,可以反映呼吸性酸碱平衡状态。$PaCO_2$ 降低为呼吸性碱中毒或代谢性酸中毒代偿期;$PaCO_2$ 增高为呼吸性酸中毒或代谢性碱中毒代偿期。正常值:$PaCO_2$ 为 4.66～5.98kPa(35～45mmHg),静脉血高 6～7mmHg。

(3)动脉血氧分压(PaO_2):是指物理溶解于血液中氧分子产生的压力。临床上主要用于判断是否缺氧及其程度。①轻度缺氧:PaO_2 60～80mmHg。②中度缺氧:PaO_2 40～60mmHg。③重度缺氧:PaO_2 小于 40mmHg。正常值:PaO_2 为 10.7～13.3kPa(80～100mmHg)。混合静脉血为 40mmHg。

(4)动脉血氧饱和度(SaO_2):是指动脉血单位血红蛋白携氧量的百分比,也可反映机体的缺氧状态,但不及 PaO_2 敏感。正常值:SaO_2 为 96%～100%,静脉血为 75%。

(5)缓冲碱(BB):是指血液中具有缓冲作用的负离子碱的总和。反映机体对酸碱平衡紊乱时的缓冲能力。BB 增高为代谢性碱中毒,或呼吸性酸中毒代偿期;BB 降低为代谢性酸中毒,或呼吸性碱中毒代偿期。正常值:45～52mmol/L(平均值为 48mmol/L)。

(6)碱剩余(BE):是在标准状态下(温度 38℃,$PaCO_2$ 为 40mmHg,血红蛋白氧饱和度为 100%)用酸或碱将每升血的 pH 值滴定到 7.40 时所消耗的量;是反映代谢性酸碱平衡失调的指标。代谢性酸中毒时 BE 的负值增加;代谢性碱中毒时 BE 的正值增加。正常值:(0±3)mmol/L。

(7)标准碳酸氢盐(SB)和实际碳酸氢盐(AB):SB 是在标准状态下所测得的动脉血中 HCO_3^- 的含量。在呼吸正常情况下,可反映代谢状态。SB 降低为代谢性酸中毒,反之为代谢性碱中毒。AB 是实际测得的动脉血中的 HCO_3^- 的含量,受呼吸和代谢因素的双重影响。正常人 AB 与 SB 相等。两者数值均降低表明有代谢性酸中毒;两者数值均增高表明有代谢性碱中毒。其两者之差反映了呼吸因素对酸碱平衡的影响。正常值:(25±3)mmol/L。

(8)阴离子间隙(AG):为血浆中的未测定阴离子和未测定阳离子之差。反映血液中未测定阴离子浓度。如升高多提示代谢性酸中毒,并有助于区分代谢性酸中毒的类型及诊断混合型酸碱失衡;降低对诊断酸碱失衡意义不大,一般不作为诊断指标。正常值:(12±2)mmol/L。

3. 护理措施　①做好心理护理,避免病人因精神紧张诱发呼吸加速,从而影响检查结果。②血液气体平衡需要 20～25min 恢复,故因氧疗、停用氧疗或机械通气参数调整 30min 后方可采血。③注射器内不可留有或抽入空气,标本采集后需立即与空气隔绝,以免影响分析结果。④采血后轻轻转动注射器,以便血液与肝素液充分混合,防止凝血,动作不可过急、过快以免造成溶血。⑤血气分析的标本在注射器内要继续耗氧产生二氧化碳,故应立即送检,否则应保存在 4℃以下冰盒中或冰箱内,但一般不超过 2h。⑥穿刺动脉后,局部压迫不小于 5min,避免形成血肿。

(二)无创血气监测

目前,随着 ICU 技术的迅速发展,呼吸功能的监护步入了一个新的领域。由于有创血气分析监测需频繁的采血,并受环境、温度、病人呼吸状态、标本的存放等诸多因素影响,故而逐渐被无创血气监测技术所替代,成为目前 ICU 中的重要监测手段。

1. 正常值及临床意义

(1)经皮血氧饱和度的监测:是常用的无创连续动脉血氧饱和度的监测方法,是评价氧合功能的常用指标,见本章第一节多功能监护仪的临床应用。

(2)经皮氧分压的监测:在临床上经皮氧分压主要反映组织的灌注状态,因经皮氧分压和动脉血氧分压有较好的相关性,故常同时测定动脉氧分压。

(3)经皮二氧化碳分压的监测:经皮二氧化碳分压的监测常用于呼吸功能障碍需要长期进行氧疗的病人或用于诊断高碳酸血症等。经皮二氧化碳分压和动脉二氧化碳分压具有良好的相关性,当经皮二氧化碳分压值增高或血氧饱和度下降,说明通气不足;若经皮二氧化碳分压值不变,经皮氧分压值或血氧饱和度下降,说明肺内分流可能加大。其常用于新生儿及小儿重症疾病的诊断。

2. 护理措施

(1)无创血气监测的技术,多是通过病人皮肤进行测定各参数值,故应保证室内温度处于恒定状态,因为环境温度过低或过高都可影响皮下血液循环,影响监测结果。

(2)监测部位应选择皮肤薄,毛细血管丰富的部位,测定前一定清洁被测局部的皮肤,使监测探头和皮肤充分接触。

(3)在进行经皮二氧化碳分压监测时,由于探头电极温度较高,为避免皮肤灼伤,如贴附时间超过 4h,需更换贴附部位。

(4)对于各种休克、末梢循环障碍、严重水肿等病人由于皮肤血流灌注不良,不宜使用无创血气监测。

二、连续性血液净化

血液净化是指利用一定的仪器和设备,将病人血液引流出体外,经一定程序清除体内某些代谢废物或有毒物质,再将血液引流回体内的方法。连续性血液净化(CBP)是以缓慢的血流速和／或透析液流速,通过弥散和／或对流,进行溶质交换和水分子清除的血液净化治疗方法的统称,每日应用 24h 或以接近 24h 为治疗目标,是血液净化的方法之一。

(一)适应证

1. 肾脏疾病

(1)重症急性肾损伤:伴血流动力学不稳定和需要持续清除过多水分或毒性物质,如重症急性肾损伤合并严重电解质紊乱、酸碱代谢失衡、高分解代谢、心力衰竭、肺水肿、脑水肿、急性呼吸窘迫综合征（ARDS）、外科术后、严重感染等。

（2）慢性肾衰竭：合并急性肺水肿、尿毒症脑病、心力衰竭、血流动力学不稳定等。

（3）少尿病人而又需要大量补液，如全静脉营养、各种药物治疗时。

2. 非肾脏疾病　包括全身炎症反应综合征、多器官功能障碍综合征（MODS）、感染性休克、ARDS、挤压综合征、乳酸酸中毒、重症急性胰腺炎、心肺体外循环手术、慢性心力衰竭、肝性脑病、药物或毒物中毒、严重液体潴留、需要大量补液、电解质和酸碱代谢紊乱、肿瘤溶解综合征、先天性代谢障碍、超高热等。

（二）临床应用

1. 基本结构　由泵、监测装置、置换液加温、液体平衡装置等4个部分组成（图3-13）。

2. 操作步骤

（1）操作前准备

1）环境准备：一般在基础护理后开始血液净化，对环境进行消毒，如地面、桌面的消毒液擦洗，严格限制病人家属进入CBP 的场所等。配置置换液的场所必须具有空气净化装置。

2）进行心电血压监测。

3）病人准备：了解目的、意义、注意事项，主动配合。

4）护士准备：着装整齐，洗手，戴帽子、口罩、手套。

5）物品及药品准备：①常用物品，备用抗凝剂、血制品、透析液（由透析机产生）、置换液、肝素溶液生理盐水、消毒液、棉签、注射器等；② CBP 用品，CBP 机、配套 CBP 管路、高通量滤过器、注射器、无菌纱布、消毒液、无菌治疗巾等；③抢救物品，各类抢救药物、氧气、多功能监护仪、呼吸机、吸引器等。

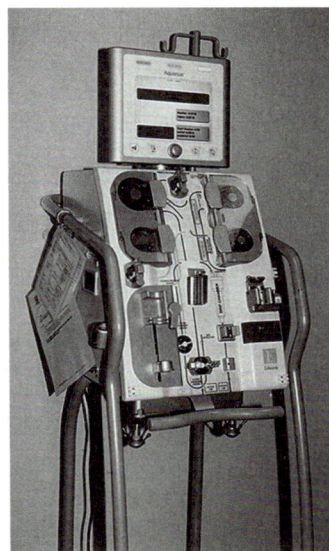

图 3-13　CBP 机

（2）操作方法

1）治疗前准备：①检查并连接电源，打开机器电源开关；②安装 CBP 血滤器及管路，安装置换液，连接置换液、生理盐水预冲液、抗凝用肝素溶液及废液袋，打开各管路夹；③进行管路预冲及机器自检；④ CBP 机自检通过后，检查显示是否正常，发现问题及时处理，同时关闭动脉夹和静脉夹。

2）治疗开始：①设置血流量、置换液流速、透析液流速、超滤液流速及肝素输注速度等参数，此时血流量设置在 100ml/min 以下为宜；②将管路动脉端与导管动脉端连接；③打开管路动脉夹及静脉夹，开始运转，放出适量管路预冲液后，连接静脉端，开始治疗；④逐步调整血流量等参数至目标量。

3）治疗过程中的监护：①检查管路是否紧密、固定连接，管路上各夹子松开，回路各开口关 / 开到位；②机器是否处于正常状态；③核对病人治疗参数设定是否正确；④专人床旁监测,观察病人状态及管路凝血情况,每小时记录病人生命体征、治疗参数及治疗量,核实是否与医嘱一致;⑤严密监测病人的生命体征;⑥根据机器提示,及时补充肝素溶液,倒空废液袋、更换管路及透析器;⑦在 CBP 治疗时及治疗后应及时监测,使病人达到电解质及酸碱平衡最佳状态。

4)治疗结束:①当结束治疗时,准备生理盐水、消毒液、无菌纱布、棉签等物品;②分离动脉端与留置导管动脉端,将管路动脉端与生理盐水连接,血流速减至 100ml/min 以下,开启血泵回血;③回血完毕分离管路静脉端与留置导管静脉端;④消毒留置导管管口,根据管腔容量封管,包扎固定;⑤卸下透析器、管路及各液体袋。关闭电源,擦净机器待用。

3. 并发症及处理

(1)低血压:低血压是血液净化过程中常见的急性并发症之一,发生率 25% ~ 50%。低血压可造成血流量不足,以致超滤困难,透析不充分等。有症状的低血压也是病人提早结束血液净化的主要原因,所以应尽量避免。低血压典型症状是恶心、呕吐、冷汗、肌肉痉挛等,重者常表现为呼吸困难、面色苍白、头晕、心率加快、一过性意识丧失甚至昏迷。发生低血压时应迅速将病人平卧,头低位,同时减少血泵流速,调低超滤并立即快速静推生理盐水 100 ~ 200ml。

(2)失衡综合征:失衡综合征指在透析中、后期或结束后不久出现的与血液净化有关的以神经系统症状为主的一组综合征,易发生于最初几次血液净化和使用大面积高效净化器时。早期表现为恶心、呕吐、烦躁及头痛等,严重者表现为抽搐、精神失常、癫痫样发作、昏迷甚至死亡。一旦发生失衡综合征应予吸氧,静脉注射高渗溶液,必要时遵医嘱给予镇静剂,同时缩短血液净化治疗时间。症状严重者则应立即终止,静滴 20% 甘露醇并根据病情采取必要的抢救措施。

(3)肌肉痛性痉挛:在血液净化过程中,肌肉痛性痉挛发生率约 20%,常与低血压有关。肌肉痛性痉挛多发生在透析的中后期,尤以老年人多见。好发于下肢如足部、腓肠肌,病人疼痛难忍。发生肌肉痛性痉挛时可采取降低超滤速度,输注生理盐水 100 ~ 200ml 或高渗糖可使症状缓解。

(4)心律失常:是猝死的主要原因之一。临床上可出现各种类型的心律失常,以心房扑动、心房颤动最为常见,室性心律失常以频发室性期前收缩为主,严重者可发生心室颤动。应根据不同病因和心律失常类型给予相应处理,对顽固性反复发作,尤其合并有严重器质性心脏病病人应改为腹膜透析。

(5)空气栓塞:空气栓塞指血液净化过程中,空气进入人体引起的栓塞。它是血液净化的严重并发症,常有致命性危险。表现为血压迅速下降、发绀、抽搐、昏迷,甚至因呼吸、心搏骤停而死亡。一旦发生空气栓塞应立即夹闭静脉管道,停止血液净化,同时病人取左侧卧位,降低头部,抬高下肢,使空气进入右心房顶端。当出现严重心脏排血障碍时,应考虑行右心室穿刺抽气。处理过程中,忌行心脏按压,以免空气进入肺血管床和左心室而引起全身动脉栓塞。

4. 护理措施

（1）保持血液管路通畅：观察血液管路,滤器是否有覆盖层,颜色是否鲜明;触摸血液管路温度。如发现滤过液减少,血液颜色变深及系统有覆盖层,表示有堵塞征象,应终止治疗,准备好新的血液管路系统后再恢复治疗。

（2）深静脉导管的护理：检查导管是否牢靠,通畅;有无渗血;使用后用肝素盐水封管防止血栓形成,用肝素帽封闭管口,无菌包扎。

（3）穿刺部位的护理：用无菌敷料覆盖,观察有无出血、扭曲及感染征象。

（4）观察生命体征：CBP 治疗过程中,应密切监测病人的生命体征、血氧饱和度、中心静脉压,持续心电监护,及时发现和处理各种异常情况。

（5）监测血电解质及肾功能：肾功能不全病人可出现电解质及酸碱失衡。治疗时使用的置换液含生理浓度的电解质及碱基,能及时有效地纠正这种内环境紊乱。配制置换液时须遵医嘱将钾、钠、钙、镁等电解质加入其中,做到现配现用,严格执行查对制度,无误后方可用于病人。治疗过程中,定时检测病人的电解质、酸碱情况及肾功能,以便及时了解治疗效果,并根据检测结果调整置换液配方,以保证病人内环境稳定。

（6）液体的管理：血液净化中实施液体管理必须贯彻液体清除及液体平衡的原则,明确液体管理目标,监测可能出现的错误,及时调整液体平衡方案。在液体管理中,严密的监护是血液净化治疗成功的关键。

（7）做好基础护理：病人治疗期间病情危重,接受治疗时间长,不能自主活动,生活不能自理,应做好各项基础护理工作。

本章小结

　　本章学习重点为多功能监护仪、除颤器、输液泵和血气监测技术的临床应用。学习难点为有创呼吸机、亚低温治疗仪及连续性血液净化技术的临床应用。在学习过程中注意结合临床案例,将理论与实践进行结合。强化实训技术,结合操作视频,掌握仪器操作技术规范,提高学生的实际工作能力。

（战明侨）

？ 思考与练习

1. 作为一名 ICU 的护士,如何对使用有创呼吸机的病人进行护理?

2. 抢救病人过程中,心肺复苏和电除颤技术如何进行配合?

3. 多功能监护仪器如何使用,应该注意哪些问题?

第四章 │ 重症监护病人的导管护理

1. 具有对病人有同情心、社会责任感和救死扶伤的人道主义精神;具有良好的抢救意识和应变能力。
2. 掌握中心静脉导管、气管插管及气管切开导管的护理。
3. 熟悉血流导向气囊导管、经外周静脉置入中心静脉导管及体外膜氧合导管的护理。
4. 了解动脉导管的护理及体外膜氧合概述。
5. 学会危重症监护病人常用导管的护理措施,能针对不同导管置入病人制订相应的护理措施;具有快速评估危重症病情及团队协作抢救病人的能力。

工作情境与任务

导入情境

病人,男性,67岁,因"重症肺炎,呼吸衰竭"收住ICU。T 37.6℃,P 108次/min,BP 156/96mmHg;动脉血气分析显示 PaO_2 52mmHg,$PaCO_2$ 45mmHg。目前已经给予气管插管呼吸机辅助呼吸,根据病人情况需要进行肠外营养支持,拟予经外周静脉置入中心静脉导管(PICC)。

工作任务:

1. 简述经外周静脉置入中心静脉导管(PICC)的适应证和禁忌证。
2. 根据经外周静脉置入中心静脉导管(PICC)置管步骤制订相应的护理计划。

重症监护病人病情危重,自身抵抗力和免疫力均低下,侵入性操作多,随时处于生命危险之中。现代医学领域,导管技术已经越来越多的应用于临床诊断和治疗中,对于病情观察和诊断治疗手段的创新具有不可估量的作用。病人的生存质量得到明显的提高。临床常用导管分类如下：

1. 按置管专科分类

（1）普通导管：指所有临床科室均可能使用的导管，如胃管、肛管、氧气管、导尿管、静脉输液管等。

（2）专科导管：指使用要求较高、专科性强的导管。如外科的各种引流管和造瘘管、呼吸科的气管切开套管、ECMO 循环管路、五官科的各种冲洗管等。

2. 按置管目的分类

（1）输出导管和输入导管：输出导管是指将各种液体引流出体外的导管；输入导管则是指将营养素、药物等物质输入体内的导管。

（2）治疗导管和诊断导管：气管插管导管、深静脉穿刺管、胸腔引流管、腹腔引流管。

3. 按临床导管作用机制分类　根据临床常用导管作用机制不同分为引流导管、扩张导管、支撑导管及导引导管。

导管护理原则：妥善固定、保持通畅、预防感染、严密观察、准确记录。

导管技术的应用原则：无菌原则、目的性原则、安全性原则、知情同意原则。

第一节　静脉与动脉导管的护理

血管导管置入是临床最常见、最普遍的诊疗措施。同时可以通过血管导管置入监测血流动力学，注入造影剂或介入治疗。血管导管置入包括动脉导管置入和静脉导管置入。

一、静脉穿刺置管术及护理

（一）中心静脉置管术

中心静脉置管术属于深静脉置管，常用于抢救危重症病人。通常经皮穿刺，选择经锁骨下静脉、颈内静脉或颈外静脉将导管插入上腔静脉，也可经股静脉将导管插入下腔静脉。临床首选锁骨下静脉穿刺置管，其次选择颈内静脉、颈外静脉，股静脉置管应用较少。

1. 适应证

（1）危重症病人，需要快速输血、补液，定期监测中心静脉压者，如严重创伤、休克、急性循环衰竭或多器官衰竭等。

（2）输入高渗液体或对周围血管有较强烈刺激性的药物时，如静脉内高营养治疗者。

（3）放置心内起搏器及心导管行冠状动脉造影时。

（4）体外循环下各种心脏手术。

（5）需长期持续输液而外周静脉塌陷或外周静脉穿刺困难者。

2. 禁忌证

（1）穿刺部位有皮肤损伤或感染。

（2）出凝血功能障碍。

（3）烦躁不安且不予配合的病人。

（4）上腔静脉综合征。

3. 操作步骤

（1）病人准备：取平卧位，头转向穿刺的对侧，肩颈下垫小枕，充分暴露穿刺区域；常规备皮及消毒穿刺部位皮肤（文末彩图4-1）。

（2）用物准备：静脉穿刺包，一次性中心静脉输液导管1套，利多卡因，无菌手套，生理盐水，肝素钠，注射器，透明敷贴，静脉三通，75%乙醇，安尔碘，输液器等用物。

（3）消毒铺巾、戴手套，选择导管，生理盐水冲管，排气备用。

（4）局部麻醉：2%利多卡因局部浸润麻醉。

（5）穿刺路径及方法选择

1）锁骨下静脉穿刺途径：因左侧锁骨下静脉穿刺易误伤胸导管，故常选择右侧锁骨下静脉穿刺。经锁骨下路径，穿刺点在锁骨中、内1/3交界处下方1cm处，穿刺针指向胸骨上窝（同侧胸锁关节），紧贴在锁骨后缓慢进针，深度为3～5cm（图4-2）。进入锁骨下静脉有血液回流时再继续进针2～3cm。插入引导丝及导管，最后拔出导丝，缝合固定导管。

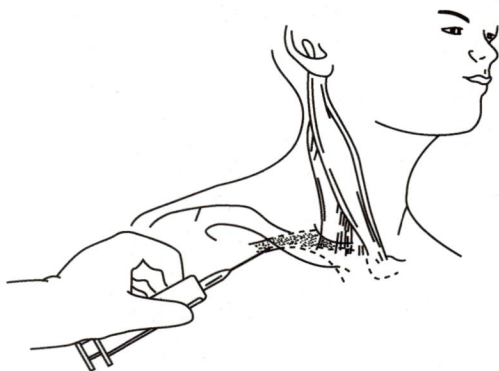

图 4-2 经锁骨下静脉穿刺

2）颈内静脉穿刺路径：首选右颈内静脉。颈内静脉位置比较固定，在休克情况下不易塌陷，抢救危重症病人较易穿刺成功。穿刺点以胸锁乳突肌的锁骨头、胸骨头和锁骨三者所形成的三角区的顶端为穿刺点，针尖与皮肤成30°角向下、外、后缓慢进针，边进针边抽吸。有落空感血液回流后将血液轻轻推入，如无阻力，表示血流通畅，然后置入导管，拔出导丝。

4. 观察 整个穿刺过程注意观察有无咳嗽、气促和呼吸困难，防止气胸的发生。观察局部有无渗血渗液，肿胀出血。

5. 固定　可用缝合及透明敷料双重固定,防止滑脱。同时在导管上注明导管名称,插管日期及时间,连接输液管,调节滴数。

6. 不同途径中心静脉置管的比较(表4-1)。

表4-1　不同途径中心静脉置管的比较

项目	锁骨下静脉	颈内静脉	股静脉	颈外静脉
体位要求	仰卧位、头后倾、头偏向对侧	头后倾、仰卧位、头偏向对侧	平卧、下肢外展	无特殊要求
穿刺难易程度	技术要求高	较容易	较容易	较容易
置管时间	可保留1~4周	可保留1~4周	可保留1~3周	可保留1~3周
血流量	大	大	与大腿位置有关	小于300ml/min
并发症	较多、重,有血肿、气栓、静脉炎、气胸、误穿锁骨下动脉	气栓、静脉炎、气胸及误穿颈动脉	较少、较轻,有感染、血肿及误穿股动脉	很少发生,有静脉炎、血肿

7. 护理措施

(1)心理护理:向清醒病人及家属解释置管目的及注意事项,消除恐惧心理,取得配合。

(2)预防感染:严格执行无菌操作;避免同一部位反复穿刺;观察穿刺部位有无渗血渗液,如有敷料潮湿时立即更换;每次分离导管接口时必须用安尔碘棉签消毒导管口;拔管时常规做导管尖端微生物培养。

(3)导管护理:防止导管滑脱;每次开放静脉前确定导管位置后方可输液或推药;防止导管内血液凝固及栓塞;长期输液病人应每日更换输液器和三通管等,连接处应旋紧。

(4)预防并发症:密切观察病情,注意病人有无气胸、血胸、血栓与栓塞、气栓、神经损伤、感染、堵管、导管折断等并发症。

(5)导管拔除:导管留置时间1~4周,根据治疗所需由医生决定留管时间。导管拔除时应从穿刺点部位轻缓拔出,同时压迫止血,用敷料固定,每24~48h换药直至创口愈合;测量导管长度,观察有无损伤或断裂并做好记录。

(6)其他:中心静脉导管内一般不得输入血管活性药物以免血管周围组织坏死。必要时可重新建立静脉通道。

(二)血流导向气囊导管的护理

血流导向气囊导管是前端装有热敏电阻和气囊的中心静脉导管,用于危重症病人血流动力学监测的措施。为顶端带气囊的多腔、不透X线的聚氯乙烯导管。其应用原理为在心室舒张末,主动脉瓣和肺动脉瓣关闭,在肺动脉瓣和主动脉瓣之间形成了一个密闭的液流内腔。当密闭内腔畅通、血流动力学稳定时,左心室舒张末压(LVEDP)＝肺动脉舒张压(PADP)＝肺动脉楔压(PAWP)＝肺毛细血管楔压(PCWP)。因此通过测量内腔各部位阻力,可了解血流动力学情况,预测左心功能。但临床监测 LVEDP 较困难,通常监测 PAWP 来间接预测左心功能(图 4-3)。

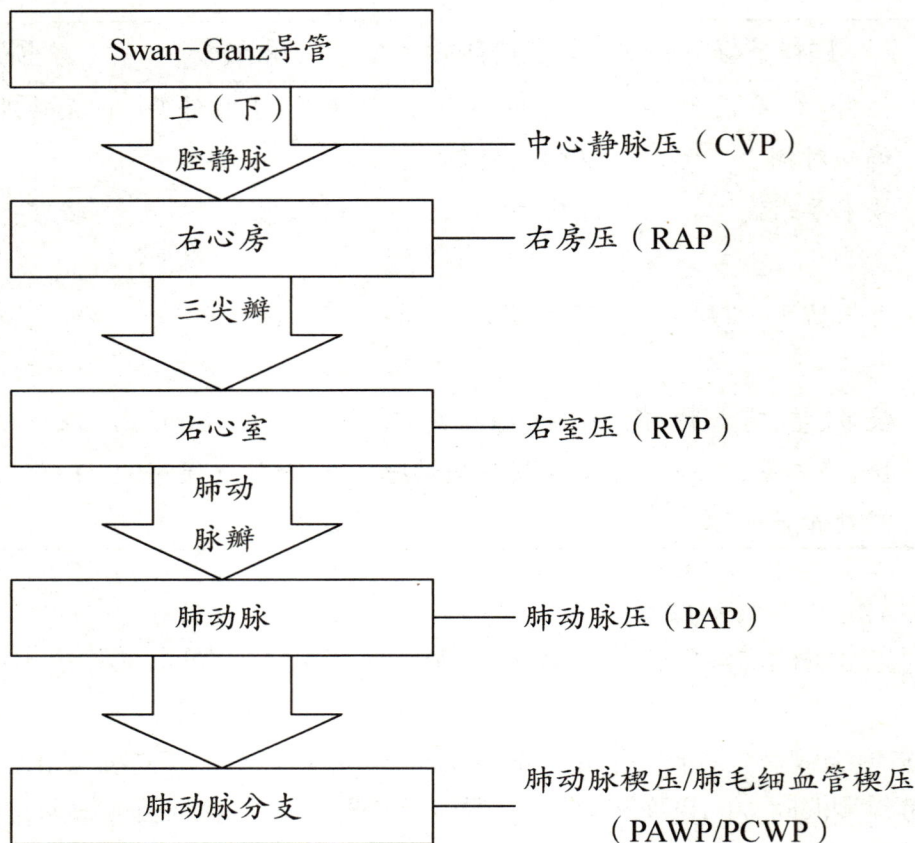

图 4-3　血流导向气囊导管血液动力学监测示意图

血流导向气囊导管基本构造(文末彩图 4-4),每根导管长约 110cm,每 10cm 有刻度标志,有 3 腔 1 线,即近端孔腔,用于测量 RAP 或 CVP,并可在测量心排血量时注入生理盐水;远端孔腔用于测肺动脉压及抽取血标本;远端球囊注气管及热稀释连接线。其构造及功能见表 4-2。

表 4-2　血流导向气囊导管构造及功能

导管名称	开口距顶端距离 /cm	功能
中心静脉导管	30	测 CVP
肺动脉导管	0	测 PAP、PCWP
球囊导管	2	充气

1. 适应证

（1）急性心功能不全、心肌梗死、心力衰竭、心脏直视手术后伴有心排血量降低或心脏泵血功能不足者。

（2）严重创伤、烧伤及各种类型难治性休克者。

（3）呼吸衰竭、肺栓塞、持续肺动脉高压者。

（4）急性循环衰竭或多器官衰竭等危重症病人。

2. 禁忌证

（1）穿刺部位皮肤损伤感染、胸壁畸形、胸或颈部外伤。

（2）凝血功能障碍或出血倾向。

（3）急性或亚急性心内膜炎，有严重心律失常未控制者。

3. 操作步骤

（1）物品准备：静脉切开器械包，心电监护仪，手术衣，手术巾，5ml 及 20ml 注射器，血流导向气囊导管，测压管，压力转换器，三通管，急救药物，肝素，生理盐水等。

（2）置管步骤：

1）病人体位：选用右侧颈内静脉穿刺时，病人仰卧，两肩胛间及穿刺侧肩胛下放入小毛巾卷以垫高穿刺侧，头后仰 15° 并转向对侧；选用右侧股静脉穿刺时，大腿外展、外旋、膝关节微屈。

2）消毒铺巾：常规消毒穿刺点局部皮肤，铺无菌巾，严格执行无菌技术操作原则。

3）检查血流导向气囊导管：检查气囊是否完整、对称，有无漏气；检查各管腔是否通畅；冲洗导管管腔，先用生理盐水，再用肝素生理盐水冲洗、排尽腔内气体备用。

4）穿刺：测量穿刺点至胸骨角的长度，并在导管上做好标识，穿刺成功后通过导管鞘将导管轻轻送入血管，当到达标识处时，导管即进入右心房。同时将导管向前推进，密切观察监护仪上的压力波形以判断导管位置。

5）置管及置管观察：①导管进入右心房时示波器出现压力波形，此时给气囊少量充气将导管顺时针方向旋转着前进利于导管顺利通过三尖瓣到达右心室。②导管到达右心室，压力升高出现典型的平方根波形，再给导管充气 1ml（F7）左右，可减少导管尖端对右室壁的刺激，降低心律失常的发生及方便将导管插入肺动脉。③将导管从右心室向肺动脉逆时针旋转推进，进入肺动脉时出现 PAWP 波形。当导管前端气囊到达肺动脉末梢时，可见压力波形振幅突然变小，压力在 6～12mmHg 范围内波动，为 PAWP。此时将气囊内气体排出，压力在 22～30mmHg 左右，为 PAP。若置管中见不到预期波形，则可能是导管在心腔内缠绕或打结。为避免导管在心房或心室内打结或缠绕，每次推进导管长度不得超过 2～3cm。其次，测 PAWP 时气囊充气时间不可过长，一般为 10～30 个心动周期获得 PAWP 波形后迅即放气，长时间充气可造成肺梗死。

6）固定导管：妥善固定并用无菌敷料覆盖穿刺部位，导管留置时间不宜超过 72h。

（3）测压

1）测压前检查：检查所设置的参数和传感器的高度是否正确。

2）PAP测量：测压时先旋转测压管上的一侧三通开关，使之与大气相通进行校零，然后关闭；再旋转另一侧三通开关使压力导管与压力传感器相通，此时可测得肺动脉压并记录。

3）PAWP测量：向气囊内注入1.2ml气体后，将其开关关闭，此时测得压力为PAWP。

4）CVP测量：将测压管放至中心静脉导管上，与测肺动脉压的方法相同进行测压。

5）心输出量测定：先将病人姓名、性别、身高、体重等数据输入计算机内，应重复3次，记录其平均值。

6）测压后处理：测压结束及时将测压管重新连接于肺动脉测压导管上，关闭测压系统，检查各导管连接是否正确，确保监测参数无误。接通导管冲洗系统，持续用肝素生理盐水冲洗，每小时加压冲管1次，防止管腔被血凝块阻塞。待病人无不适后方可离去。

4. 并发症及防治

（1）心律失常：最常见。其多由于导管前端刺激右心室壁所致，为偶发性阵发性心律失常。防治措施为插管动作轻柔、迅速，减少管端对心室壁的刺激。如果出现频发心律失常，应暂停操作，后退导管，静脉注射利多卡因。

（2）导管打结：常见原因为导管在右心房或右心室缠绕打结，除此之外为导管和心内结构（乳头肌、腱索）缠在一起，或同心脏起搏器等同时存在的导管缠结。因此，在插管时首先避免一次插入过多导管，其次插管时缓慢转动导管推进，也可以在X线直视下进行插管。

（3）肺动脉破裂：常发生在高龄、低温和肺动脉高压的病人。由于置管时气囊充气过量、导管插入过深。表现为突然的呼吸困难、大咯血等。一旦发生大咯血，应立即行气管插管保证呼吸道畅通，必要时手术治疗。

（4）血栓形成和肺栓塞：包括导管周围血栓及导管尖端血栓形成。它是导管尖端向远端移位，导管嵌顿时间过长所致。因此在置管时避免导管置入过深，严格控制气囊充气量，充气缓慢，防止长期嵌顿；有栓塞史、高凝状态者用抗凝剂；抽取标本后冲洗彻底，导管用肝素盐水浸泡和冲洗防止导管血栓形成。

（5）感染：预防感染应严格无菌操作，加强导管护理，全身应用抗生素，置管时间不超过72h。

5. 护理措施

（1）预防感染，严格遵守无菌技术操作原则，插管部位每日消毒并更换敷料。

（2）确保导管通畅，每隔1～2h肝素盐水冲洗导管一次，可有效预防血栓形成。冲洗的方法可以间断推注也可以连续缓慢冲洗。

（3）保证各检测值的准确性。

（4）严密监测病人生命体征。

（5）正确理解和判断各监测指标监测结果的临床意义，掌握常用各项指标正常测量参数（表4-3），通过评估各指标测量结果，正确判断病人病情及治疗效果。

表4-3　正常血流动力学参数

监测指标	参考值
右房压（RAP）	2～6mmHg
右室压（RVP）	（20～30）/0～5mmHg
肺动脉压（PAP）	（20～30）/8～12mmHg
肺动脉楔压（PAWP）	6～12mmHg
心排血量（CO）	（6.0±2.0）L/min
中心静脉压（CVP）	5～12cmH$_2$O

（6）密切观察监护仪上的心电波形与心脏内各部压力波形的变化，以确定测压导管的位置。当其数值或波形发生异常时，在排除病情变化的因素后，注意检查压力传感器是否在零点，导管及传感器内是否有回血、气泡，是否通畅等，并及时处理。

（7）测PCWP时气囊充气应缓慢进行，待出现楔形图形后记录数字并放气。

（8）当拔出导管时，必须检测心率、心律，避免发生严重心律失常等并发症。拔管后立即压迫止血。留置时间一般不超过3～5d。

（三）经外周静脉置入中心静脉导管的护理

经外周静脉置入中心静脉导管（PICC），简称外周中心静脉导管，是一种从周围静脉导入且末端位于中心静脉的深静脉置管技术，适用于长期输液的病人。其操作简单安全，并发症少，且降低了中心静脉的穿刺风险和感染概率，延长了导管的留置时间，同时减轻病人痛苦并保护血管。

1. 适应证

（1）需长期静脉输液的病人，但外周浅静脉条件差，不易穿刺成功者，如休克、急危重症、器官衰竭等。

（2）需反复输注刺激性强的药物或毒性药物治疗者，如化疗药物等。

（3）长期输入高渗透性或黏稠度较高的药物，如高糖、脂肪乳、氨基酸等。

（4）需接受大量液体而使用输液泵或压力输液者。

（5）需每日多次静脉抽血检查或经常测量中心静脉压者。

2. 禁忌证

（1）病人肘部静脉条件差、穿刺部位有感染或损伤。

（2）病人有出血倾向，身体条件不能承受插管操作者慎用。

（3）选择的穿刺静脉有放射治疗史、静脉血栓形成、外伤史、血管外科手术史患侧。

3. 操作步骤

（1）物品准备：PICC 穿刺包，治疗盘（内置安尔碘、乙醇、生理盐水、肝素、注射器、止血带、皮尺、胶布、无菌手套等），PICC 套件。

（2）选择穿刺静脉：贵要静脉为最佳穿刺血管，次为肘正中静脉、头静脉、腋静脉和无名静脉。

（3）测量定位：测量导管尖端的位置，测量时手臂伸直并外展与躯干成 90°。从预定穿刺点沿静脉走向量至右胸锁关节再垂直向下至第 3 肋间（图 4-5）。

（4）建立无菌区：严格无菌操作，消毒铺巾，戴无菌手套。将无菌巾垫在病人手臂下，助手准备肝素帽，抽吸生理盐水备用。

（5）预冲导管：用肝素生理盐水冲洗导管、穿刺针、连接器及肝素帽，检查导管是否通畅，有无破损。

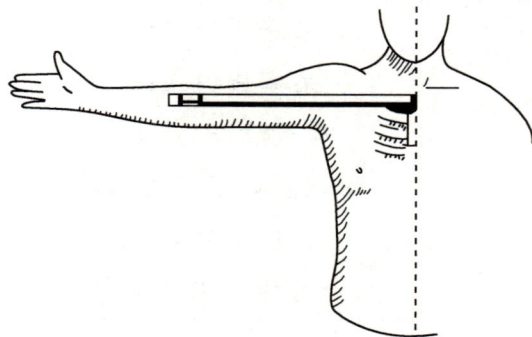

图 4-5　测量置入导管长度

（6）静脉穿刺：局部浸润麻醉后，扎止血带，穿刺进针角度为 15°～30°，直刺血管。一旦有回血立即放低穿刺角度，推入导入针，确保导入鞘管的尖端也处于静脉内，按压插管鞘尖端处的血管，再送套管。从导引套管内取出穿刺针，松开止血带，左手示指固定导入鞘避免移位。用中指轻压在套管尖端所处的血管上，减少血液流出，然后从导入鞘管中抽出穿刺针。

（7）置入中心静脉导管：缓慢将导管自插鞘内逐渐送入静脉。当导管的顶端到达病人的肩部时，让病人把头转向插管的上肢方向，并将下颌贴在肩部，以降低导管尖端误入颈内静脉。

（8）退出导引套管：当导管置入预计长度时，即可退出导入鞘。然后手指压套管端静脉，稳定导管，从静脉内退出套管，使其远离穿刺部位。

（9）撤出导引钢丝：将导管与导丝的金属柄分离，一手固定导管，另一手轻缓移去导丝。

（10）确定回血和封管：先用生理盐水注射器抽吸回血后注入生理盐水，确定是否通畅，然后连接肝素帽，最后用封管液正压封管。

（11）妥善导管固定：清理穿刺点，将体外导管放置呈 S 状，先用无菌胶布固定 PICC 导管的连接器。穿刺点覆盖无菌敷料，用透明敷料加压粘贴。透明敷料覆盖到连接器的翼形部分的一半，然后以抗过敏胶布交叉固定连接器和肝素帽，并在衬纸上标明穿刺置管日期。

4. PICC 的护理

（1）预防感染：严格遵守无菌操作规程，防止感染发生。穿刺后 24h 更换敷料，纱布敷料更换每 2d 1 次，透明膜更换每周 1 次，但当敷料潮湿或有明显污染时应立即更换。

（2）妥善固定导管：导管定位后，使用固定胶带贴在圆盘上（而不是固定在细小的导管上），固定导管，防止导管脱落。粘贴不牢固及时更换。

（3）确保导管的通畅：静脉输液完毕后，定期对导管进行冲洗和封管，最好用生理盐水冲管，推停结合，使等渗盐水在导管内形成小漩涡，然后用肝素生理盐水封管。

（4）并发症防治

1）穿刺处出血、渗血：最常见并发症之一。插管后 4h 内在穿刺点放置沙袋压迫止血及 24h 内适当限制手臂的活动可有效地预防穿刺处出血、渗血。

2）导管堵塞：常见有血栓、纤维鞘阻塞和药物沉积等。与封管不规范及长期输入高刺激性药物，病人血液黏度增加有关。用生理盐水脉冲冲管和正压封管是预防堵管的关键所在。

3）静脉炎：包括血栓性静脉炎和机械性静脉炎。机械性静脉炎表现为穿刺点红肿、硬结、化脓等。发生机械性静脉炎后应抬高患肢，避免剧烈运动，用硫酸镁或庆大霉素溶液交替湿敷。发生血栓性静脉炎后应热敷，并用尿激酶溶栓，若炎症不能控制则需拔管。

4）导管断裂：若发生导管断裂就近使用止血带在病人上臂较高位置结扎，以阻止静脉反流，同时触摸手臂动脉搏动，避免动脉受压供血中断，然后利用 X 线或 CT 确认导管断端位置，行静脉切开术，取出断裂的导管。

（5）拔管

1）拔管指征：①有无法排除的置管并发症；②全部治疗结束；③置管时间超过 1 年以上。

2）拔管方法：①让病人取舒适体位，置管侧上肢外展 45°～90°，手臂下放置一条止血带，以应对导管断裂的情况。②去除导管周围敷料，沿与皮肤平行方向轻缓地将导管拔除。如拔管时阻力较大，可局部热敷 20min 再拔出。③测量导管的长度，检查导管是否完整。④剪取导管末端送细菌培养，监测导管是否污染。⑤有出血倾向的病人，加压止血时间要超过 20min，无渗血出血方可撤离。⑥导管拔除后用无菌纱布覆盖伤口，再用透明敷料粘贴 24h，以免发生空气栓塞和静脉炎。

二、动脉导管的护理

（一）适应证

1. 需反复采取动脉血标本者。
2. 需要准确监测动脉血压者。
3. 动脉注射抗癌药物行区域性化疗。
4. 实施某些特殊检查，如选择性动脉造影、左心室造影。
5. 术中需要进行血液稀释、控制性升压降压、低温麻醉者。

（二）禁忌证

1. 动脉侧支循环差（艾伦试验阳性），禁行同侧桡动脉穿刺。
2. 有出血倾向或处于抗凝治疗期间者。
3. 穿刺部位有感染者。

（三）操作步骤

以桡动脉穿刺为例，见图4-6。

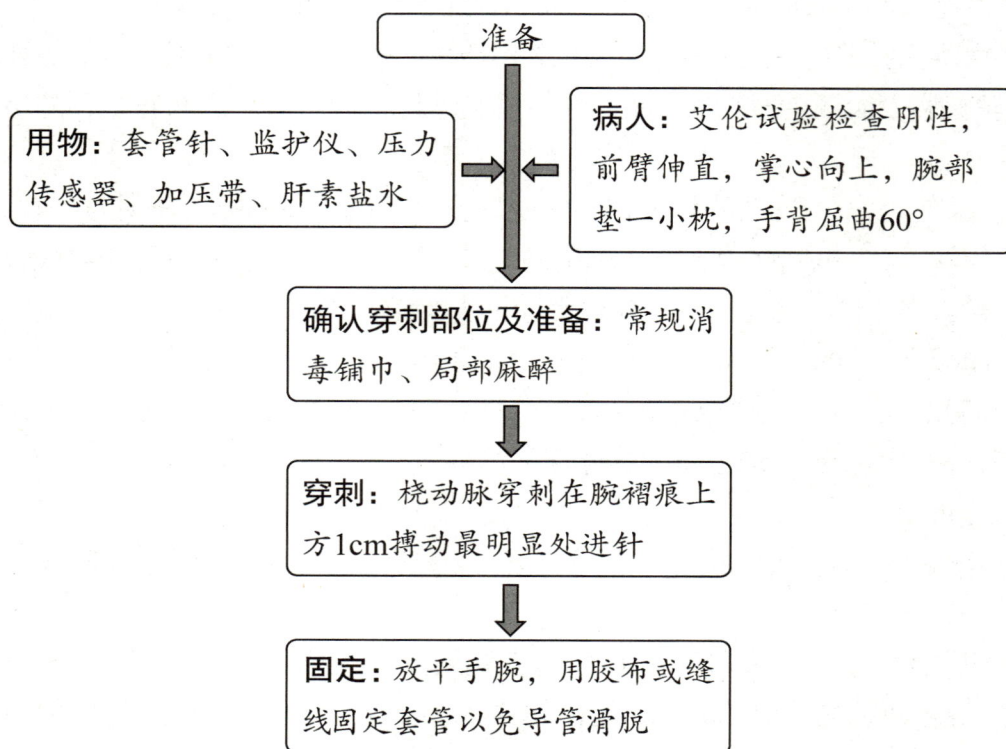

```
                            ┌──────────┐
                            │   准备   │
                            └────┬─────┘
  ┌─────────────────────┐       │       ┌─────────────────────┐
  │ 用物：套管针、监护仪、 │◄──────┼──────►│ 病人：艾伦试验检查阴性， │
  │ 压力传感器、加压带、  │       │       │ 前臂伸直，掌心向上，腕部 │
  │ 肝素盐水            │       │       │ 垫一小枕，手背屈曲60°  │
  └─────────────────────┘       │       └─────────────────────┘
                                ▼
                    ┌──────────────────────┐
                    │ 确认穿刺部位及准备：常规消 │
                    │ 毒铺巾、局部麻醉        │
                    └──────────┬───────────┘
                                ▼
                    ┌──────────────────────┐
                    │ 穿刺：桡动脉穿刺在腕褶痕上 │
                    │ 方1cm搏动最明显处进针   │
                    └──────────┬───────────┘
                                ▼
                    ┌──────────────────────┐
                    │ 固定：放平手腕，用胶布或缝 │
                    │ 线固定套管以免导管滑脱   │
                    └──────────────────────┘
```

图 4-6　桡动脉穿刺步骤

（四）注意事项及护理要点

1. 严格遵守无菌操作原则，预防感染。
2. 严格掌握穿刺适应证和禁忌证。
3. 穿刺点应选择在脉搏搏动最明显的部位。
4. 妥善固定，避免导管脱落。
5. 确保导管通畅，防止血栓形成。

第二节　体外膜氧合导管护理

体外膜氧合（ECMO）技术是一种特殊的体外循环方式，是通过导管将静脉血引出体外，经体外氧合器（人工肺）进行气体交换后把血液再重新通过静脉或动脉途径输送回体内的一种用于危重症治疗的措施。它能提供短暂或长时间的心肺支持，使病人渡过危险期获得救治的机会。

一、体外膜氧合的分类

（一）V-A ECMO 模式

V-A ECMO 模式主要用于心肺联合替代。经静脉途径将静脉血引出经氧合器氧合并排出二氧化碳后泵入动脉。一般选择股动、静脉；也可开胸手术做动、静脉置管。其主要适用于心力衰竭、肺功能严重衰竭并有心搏骤停可能的病例。

（二）V-V ECMO 模式

V-V ECMO 模式主要用于心功能良好的病人提供呼吸支持。通常选择右侧股静脉引出，右颈内静脉泵入，也可根据病人情况选择双侧股静脉。

二、体外膜氧合的护理

（一）适应证

1. 各种原因引起呼吸、心搏骤停。
2. 急性心肌梗死、重症心肌炎、恶性心律失常等引起的急性严重心力衰竭。
3. 急性严重呼吸衰竭、重症肺炎、ARDS、气道化学伤及哮喘持续状态等。
4. 各种严重威胁呼吸循环功能的疾患，如器官移植、酸碱电解质严重失衡、溺水、重度创伤、严重感染等。

（二）禁忌证

1. 凝血功能障碍。
2. 终末期疾病。
3. 潜在的中重度慢性肺部疾病。
4. 对治疗无反应的脓毒症休克。
5. 无法控制的代谢性酸中毒。

（三）置管方法

1. 病人准备　平卧位，根据选择模式充分暴露穿刺部位，备皮。
2. 置管流程

（1）消毒铺巾，确定穿刺点：在腹股沟韧带中部下方 2～3cm 处，触摸股动脉搏动，确定股动脉走行。

（2）置管：选择 ECMO 模式，执行动、静脉穿刺置管术。

（3）ECMO 系统准备：严格无菌技术操作，连接安装氧合器、回流室、动脉微栓过滤器及导管；导管预冲排气，进行流量及各压力点的校正；然后分别用白蛋白及全血预冲并环路运转；连接空气及氧气导管，设定吸入氧浓度及气体流量；连接变温水箱，设置水温，开始水循环。

（4）ECMO 运行：将 ECMO 系统和病人置管紧密连接，防止气泡进入。调节初始泵速、气体流量，开通 ECMO 管路通道，开始运行。

（四）护理要点

1. 心理护理　严重的病情、频繁的医疗活动引起病人焦虑、恐惧、抑郁等症状。护士要营造平和的环境，给予心理支持，抚慰。

2. 营养支持　ECMO 治疗期间，病人处于高代谢状态，应进行积极营养支持。

3. 导管护理　首先应保证 ECMO 管路的密封性，避免进气。其次应妥善固定导管，避免发生牵拉、打折、移位、渗漏及脱落等情况。

4. 预防并发症

（1）出血：出血是最常见的并发症，其中最严重的是颅内出血。由于 ECMO 治疗过程采用全身肝素化而导致出血难以避免。因此在防范出血发生时注意观察病人生命体征、切口、插管处、口腔、鼻腔、呼吸道等黏膜处是否有出血。

（2）栓塞和血栓形成：上机前严格检查管路，排尽空气，保持管路连接严密，无漏气，防脱落；控制好氧流量，防止氧流量过大引起破膜；在护理中每小时评估并记录病人的感觉反应、肢体皮温色泽、脉搏强弱等，及时发现处理肢体血管栓塞，肢体缺血可引发截肢风险。

（3）感染：ECMO 治疗为有创操作，插管较粗且多，留管时间长，继发感染的危险很高。因此应严格执行无菌操作，及时更换穿刺口渗血敷料，增强病人机体抵抗力以减少感染机会。

（4）肾功能不全：ECMO 中少尿是常见的，尤其是最初 24～48h 内。维持肾脏的血液循环，ECMO 治疗过程中尽可能减少血管收缩药物的使用，严密监测肾功能和尿量。

第三节　人工气道的护理

人工气道是指为保证气道通畅，维持有效通气，清除气道分泌物，抢救危重症病人的治疗手段。它包括口咽通气管置入术、鼻咽通气管置入术、喉罩置入术、气管插管术及气管切开置管术等。本章主要讲解气管插管术及气管切开置管术病人的护理。

一、气管插管导管的护理

气管插管术是在危重症病人救治过程中将特制的导管置入病人气管内，用以维持气道通畅，保证有效通气，清除气道分泌物，减少气道阻力，有利于给氧、防止误吸、机械通气及气管内给药的一项重要抢救措施。按照导管置入途径不同将气管插管术分为经口气管插管术及经鼻气管插管术；根据插管是否使用喉镜显露声门分为明视插管和盲探插管。

（一）适应证

1. 各种原因导致病人呼吸功能紊乱或睡眠呼吸暂停综合征。

2. 自主呼吸功能不稳定,需要人工呼吸维持。

3. 全身麻醉手术呼吸道难以保证通畅者。

4. 呼吸道分泌物不能自行排出,需要行气管内吸痰病人。

（二）禁忌证

1. 喉头水肿、喉部异物存留、肿瘤、急性喉炎、喉部烧灼伤、会厌炎。

2. 颈椎骨折、脱位。

3. 主动脉瘤压迫气管者。

4. 插管损伤可导致严重出血者。

5. 肿瘤压迫或侵犯气管壁,插管可导致肿瘤破裂者。

6. 面部骨折。

（三）操作步骤（经口气管插管术）

1. 物品准备 喉镜、气管导管、管芯、牙垫、注射器、吸痰管、吸引器、简易呼吸器、胶布、听诊器、心电监护仪等(图4-7)。安装好喉镜片,检查电池、光源及喉镜各部位以确保其性能良好。选择好导管,插入导丝(导丝不得超出导管远端斜口)塑形备用。

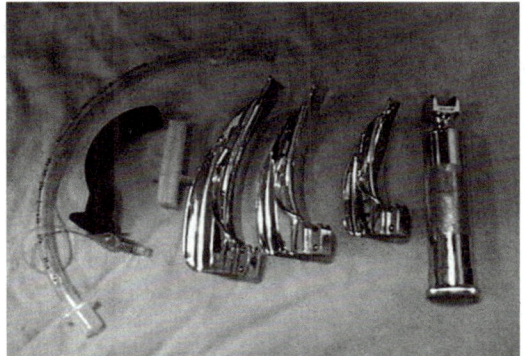

图4-7 气管内插管用物

2. 病人准备 给清醒病人解释插管的目的及必要性,取得病人配合。病人仰卧,在肩部或颈部垫一小枕或毛巾卷,颈部伸展,头尽量后仰,使口腔 – 咽 – 喉在一直线上(文末彩图4-8)。

3. 操作流程

（1）插入喉镜:术者位于病人头端,用右手打开病人口腔,左手持喉镜,喉镜从右侧口角斜形置入口腔。用镜片将舌体推向左侧同时下移,镜片移到中间看到悬雍垂,此时垂直提起喉镜镜片(严禁以门齿作为支点用力),挑起会厌显露声门。

（2）插入导管:术者右手持导管中上段插入口腔,前端斜口对准声门轻柔插入。导管远端过声门后助手迅速拔出导丝(术者固定好导管,避免助手将导管拔出),继续将导管前移。置入导管深度(导管远端距门齿距离)男性为22～24cm,女性为20～23cm。

（3）确认位置、固定导管:给导管气囊充气3～5ml,其囊内压维持在27～34cmH$_2$O,以恰好封闭气道不漏气为原则。连接呼吸气囊通气,同时听诊双肺呼吸音是否对称,双肺呼吸音对称表明导管位置正确。置管成功后上牙垫,退出喉镜,连接呼吸机辅助呼吸并固定导管。

视频喉镜

视频喉镜与普通喉镜结构相似,由手柄和镜片组成。不同之处在于视频喉镜在镜片末端装有微型高清防雾摄像头及照明光源,操作时可以使图像被清晰放大到液晶显示屏上,操作者可以通过屏幕清晰查看咽喉部结构。对于插管困难气道病人(肥胖、颈部活动受限、颈短、颈粗),使用视频喉镜气管插管优势明显。

(四)插管注意事项及护理配合

1. 改善缺氧　病人存在缺氧时插管前应先面罩吸氧 2～3min,改善缺氧。

2. 导管选择　一般选择带气囊导管。选择导管根据病人年龄、性别及体重等因素。紧急情况成年人均可选择 7.5mm 气管导管。

3. 导管插入深度　插管太浅导管易脱出,太深易插入右支气管内造成单侧肺通气。成人适宜的插管深度为自门齿起计算,男性 22～24cm,女性为 20～23cm。

4. 固定导管,保持导管通畅。

(五)护理措施

1. 心理护理　应向病人解释建立人工气道的重要性、目的及配合的方法等。体贴关心病人,态度和蔼,操作手法轻柔,取得病人的信任和配合,减轻躁动不安和紧张情绪。

2. 防止缺氧时间过长　插管动作轻柔、操作准确迅速,不宜反复试插。两次插管之间必须给足够的通气及供氧。

3. 预防插管相关损伤　病人的头部后仰,应经常协助病人变换头位,以免颈项强直、体表压伤及咽喉损伤。

4. 及时准确的护理记录　插管方法、途径、插管深度、套囊充气量、插管后导管是否移位、处理、插管过程中及插管后病人的病情变化及处理措施。

5. 妥善固定导管　导管固定达到既能防止导管移动、减少气道损伤又能阻塞气道漏气的目的。

6. 保持导管通畅、防止导管阻塞　选择比导管略粗的牙垫,避免病人咬扁导管,影响气道通畅;定时给气道滴入湿化液,加强气道冲洗、雾化吸入和吸痰;及时吸出导管、口腔及鼻腔内的分泌物。

7. 禁食、保持病人口腔及面部清洁　每日进行至少 2 次口腔护理,预防呼吸机相关性肺炎发生,并防止口腔溃疡;注意病人面部清洁。

8. 吸痰护理　吸痰前给予纯氧吸入 1～2min;吸痰时动作轻柔快捷;注意观察痰液的性质、颜色、量及痰液黏稠度;吸痰时应严格无菌操作,每次吸引前应更换吸痰管。

9. 拔管　置管时间不超过 72h,如需要继续置管者采取气管切开置管;拔管前指导病人做有效的咳嗽训练;拔管时,先将气囊内气体排净,边退管,边吸痰;拔管后密切观察病情变化;注意有无插管相关并发症。

10. 并发症的护理　防止气道阻塞:当痰液黏稠时,需反复湿化,反复吸痰,直至痰液变稀薄;吸痰管要插至有效深度,以便将气管导管口以下的痰液吸净;防止气道的损伤,宜尽量采用高容低压气囊,避免过度充气,或采用带有双气囊的导管,两个气囊交替使用,减少气管黏膜局部压迫。

二、气管切开导管的护理

气管切开术属于有创气道开放术,解除上呼吸道阻塞引起的呼吸困难或窒息,同时有利于解除下呼吸道分泌物引起的阻塞。气管切开术根据切开方式不同分为常规气管切开术和经皮式气管切开术。

(一)适应证

1. 上呼吸道机械性梗阻,需要迅速解除梗阻者,应及时行气管切开术。
2. 下呼吸道分泌物潴留,有发生窒息危险者。
3. 需要长期呼吸支持病人。
4. 预防性气管切开。

(二)禁忌证

1. 严重出血性疾病。
2. 切开部位有感染。
3. 颈部恶性肿瘤。

(三)操作步骤

1. 常规气管切开术

(1)用物准备:气管切开包、不同型号气管套管、吸引器、吸痰管、吸氧装置及必要的抢救药品。

(2)病人准备:仰卧位,肩部垫高、头后仰并固定于正中位,使下颌－喉结－胸骨切迹在同一条直线上,气管明显突出,可在手术时充分暴露气管。

(3)操作流程:

1)消毒铺巾:下颌骨下缘至上胸部常规消毒铺巾,术者戴无菌手套,铺无菌巾。检查气管切开包内器械及气管套管气囊是否漏气。

2)局部麻醉:1%～2%利多卡因在手术切开处进行局部浸润麻醉。

3)暴露气管:在2、3或3、4气管环之间的正前方切开皮肤和皮下组织,暴露气管前壁。

4)气管切开:用刀尖向上挑开2、3或3、4气管环(切记不得超过第5气管环),撑开气管切口。

5）置入气管套管：置入适合的内置管芯的气管套管外管，取出管芯，吸净分泌物，确保导管通畅后，将气囊充气。

6）固定套管并处理伤口。

2. 经皮气管切开术　是在传统气管切开术基础上发展起来的一种新的气道开放术，具有简便、快捷、安全、微创、并发症少的优点，可在床旁完成，适合急诊抢救。

（1）用物准备：手术刀片、穿刺套管针、注射器、导丝、扩张器、特制的尖端带孔的气管扩张钳及气管套管。

（2）病人准备：体位及麻醉同常规气管切开术。

（3）操作流程

1）常规消毒铺巾。

2）定位：第2、3或第3、4气管环之间正前方。

3）局部麻醉：同常规气管切开术。

4）暴露气管：在选择插管部位皮肤做一横向或纵向约1.5cm长切口，钝性分离皮下组织暴露气管。

5）置入导丝：注射器连接穿刺套管针抽吸生理盐水5ml，沿中线穿刺后回吸见气泡，确认进入气管。拔出针芯送入导丝。

6）钝性扩张气管前壁，沿导丝置入穿刺套管，拔出管芯和导丝将气管导管置入，证实气道通畅，给导管气囊充气固定。处理切口，固定套管。

（4）注意事项

1）术前：①不得过量使用镇静剂，以免加重呼吸抑制。②床旁备好急救物品，以备不时之需。切口位置正确，在气管前正中线，上不超过第2气管环，下不低于第5气管环，以免损伤两侧大血管及甲状腺。③气管套管固定牢靠，过松易滑脱，过紧影响循环。

2）术后：①防脱管窒息。②保持气管导管通畅。

3）拔管：①拔管一般在术后1周以上，拔管前试封管1～3d，从半封管到全封管，无呼吸困难后拔管。②拔管后蝶形胶带拉紧创口两侧皮肤封堵创口，每日或隔日换药，1周左右即可。如创口愈合不良则缝合封堵创口。

（四）护理措施

1. 环境护理　保持病室空气清新，非洁净层流病房定时适当通风，保持室内温、湿度适宜，控制感染。室内每日空气紫外线消毒和环境消毒。

2. 心理护理　同气管插管的护理。

3. 术中护理　妥善固定，防止套管脱出；防止气管黏膜坏死，适当支撑与呼吸机导管相连处的导管；导管套囊充气压力适当。

4. 术后护理　气管切口每日消毒、换药并保持敷料清洁干燥；保持呼吸道湿润通畅，观察切口周围皮肤情况，保持切口周围的纱布清洁干燥，定时更换；若使用金属带套囊导管，其内套管每日至少取出消毒2次。

（1）病人呼吸平稳、体温正常、痰液减少、意识好转或能自行咳痰，可准备拔管。拔除气管导管后，及时清除窦道内分泌物，创面不缝合，经常更换纱布，使窦道逐渐愈合。

（2）密切观察有无术后并发症的发生。皮下气肿最为常见，主要是在手术时分离过多气管周围组织或气管切口过长等所致，大多能自行吸收，勿须特殊处理。呼吸道感染。

5. 拔管时护理同气管插管　当病人呼吸平稳、体温正常、痰液减少、意识好转或能自行咳痰，可准备拔管。

本章小结

　　本章学习重点是中心静脉导管、气管插管及气管切开导管的护理原则及导管护理措施。学习难点主要是 ECMO 导管和血流导向气囊导管治疗的护理措施。通过学习熟练掌握经外周静脉置入中心静脉导管护理、气管插管导管护理及气管切开导管护理措施、护理方法及异常情况的处理能力。培养护理导管的意识，降低导管治疗不良事件发生风险，达到导管治疗的目的。在护理中对病人有深切的同情心、社会责任感和救死扶伤的人道主义精神。

（赵培兰）

❓ 思考与练习

1. 导管护理原则有哪些？
2. 列表比较不同途径中心静脉置管的优缺点。
3. 气管插管术禁忌证有哪些？

第五章 | 重症监护病人的体位转换及转运方法

05章 数字内容

1. 具有良好的护士职业素质和职业道德修养,具有良好的护患沟通能力和团队合作精神。
2. 掌握常用体位转换方法、常用转运方法及其护理措施。
3. 熟悉转运方法概述。
4. 了解体位转换概述。
5. 学会为重症监护病人进行体位转换及转运,增进病人的舒适,促进其康复。

工作情境与任务

导入情境

刘某,男,26 岁,体重 75kg。车祸伤致右侧第 5、6 肋骨骨折,呼吸极度困难,发绀,出冷汗。体格检查:表情痛苦,呼吸急促,血压 70/50mmHg,气管向左侧移位,右侧胸廓饱满,叩诊呈鼓音,右侧呼吸音消失。立即为该病人施行胸膜腔闭式引流术。

工作任务:

1. 请说出目前病人最适宜的卧位。
2. 请运用正确方法将病人从平车移至病床上。

第一节 体 位 转 换

一、体位转换概述

危重症病人在检查、治疗和护理的过程中,常需采取不同的体位,护士应协助病人体位转换,并加强安全防护措施,保证检查、治疗、护理的顺利进行。体位转换是指通过一定的方式改变人体姿势和位置的过程。这对预防压疮、尿路感染、坠积性肺炎、肌肉萎缩、关节变形等并发症的发生具有重要意义。

（一）体位转换的目的

1. 协助不能自行转换体位的危重症病人变换体位,增进舒适。

2. 适应检查、治疗及护理的需要。

3. 预防并发症,如压疮、坠积性肺炎、关节畸形等。

（二）危重症病人体位转换的基本要求

1. 护士要有良好的服务态度,尊重病人的心理需求。

2. 熟练掌握科学、合理、正确和安全的体位转换方法。

3. 操作准确、轻柔、迅速,使病人无痛苦。

4. 体位姿势应符合人体力学的原则。在转换体位时,护士应让病人尽量靠近自己以省力。

5. 注意保护病人隐私,保持病人身心舒适。

知识链接

不同体位对病人的影响

选择不同的体位会对病人的生理指标产生一定的影响。

体液占了全身体重的 60% 左右,其中 7%~8% 为血液。血液是保证机体运作、维持生命不息的唯一途径,而血液循环对身体姿势和位置的变化又最为敏感。若每日同一时间在不同体位状态下测量病人左上肢肱动脉血压值,会发现收缩压与舒张压均有变化。ICU 病人半卧位时所测量的中心静脉压随体位角度增加而降低。

体位改变除了会引起个体血压的变化,还会导致部分生化指标的改变。肝功能、血脂、尿素氮的检测结果会因体位改变而发生变化,而血糖、尿酸和肌酐则受体位影响不明显。体位还会影响高血压病人的尿蛋白、尿潜血等分析结果。

二、常用转换方法及护理措施

（一）协助病人翻身侧卧法

1. 目的

（1）协助不能自行转换体位的病人转换体位,使其舒适、安全。

（2）预防并发症,如压疮、坠积性肺炎、关节畸形等。

（3）便于治疗和护理,如背部皮肤护理、更换床单或整理床单位、肌内注射、灌肠、肛管排气等。

（4）使身体各部肌肉交替承受身体的重量,以减少因局部长期受压而导致压疮发生的机会。

2. 评估

（1）病人心理状态及合作程度。

（2）病人的体重、病情、意识状态与躯体活动能力。

（3）病人皮肤情况。

3. 操作步骤

（1）一人协助病人翻身侧卧法:适用于体重较轻或可以活动身躯的病人(图5-1、图5-2)。

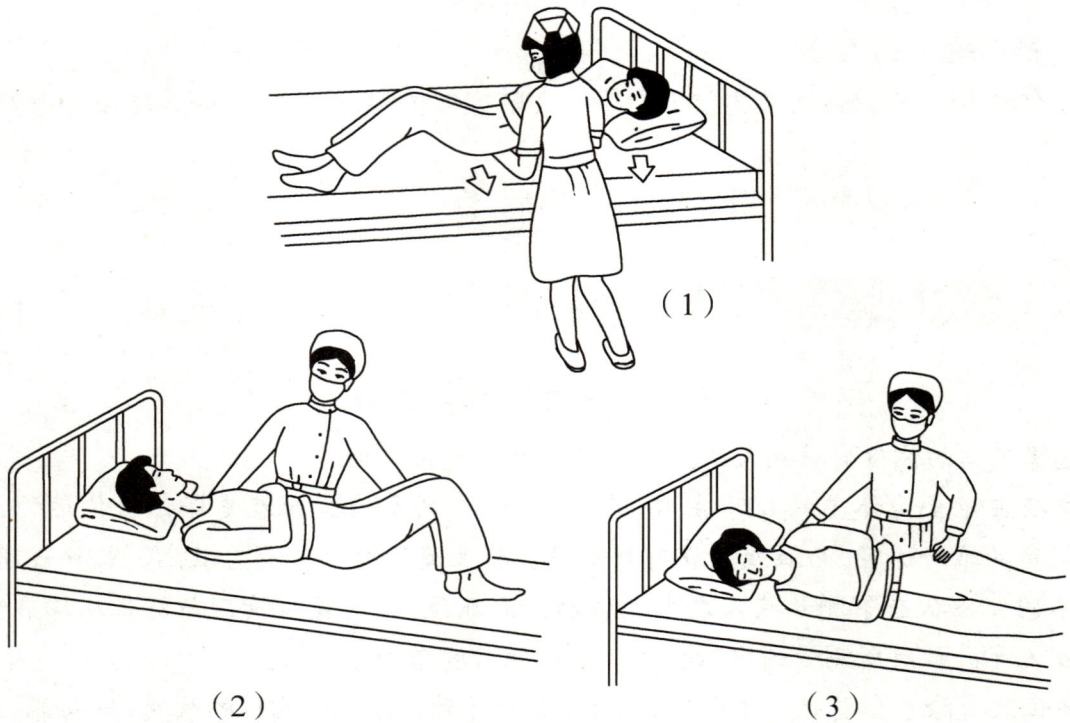

图5-1　一人协助病人翻身侧卧法

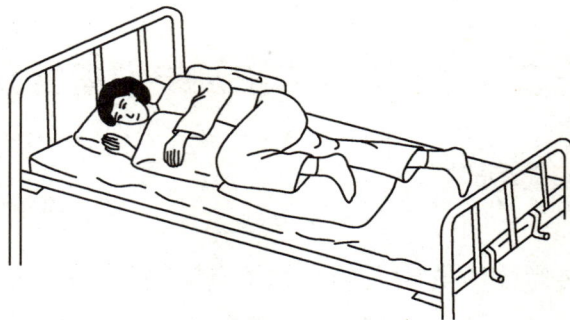

图5-2　病人侧卧位法

1）核对病人床号与姓名。

2）向意识清醒病人或家属说明操作目的、方法和配合事项，并鼓励有能力的病人积极参与，增强其自信心。

3）护士洗手、戴口罩，检查病床是否完好，摇平床头和床尾支架，病人仰卧，取出枕头横立于床头，将病人两侧手臂交叉放于腹部，两膝微屈，妥善固定各种引流管。

4）先将病人肩背部、臀部移向护士侧床沿，双下肢仍微屈。再用双手伸至对侧，分别扶托病人的臀部和腘窝部并向护士侧移动，护士一手臂托肩，另一手扶助膝部，轻轻将病人转向对侧。

5）取一软枕放于病人背部支撑身体，绕至对侧，胸前可放置软枕，将病人下方手臂弯曲放于头侧，将病人上方手臂弯曲放于胸前，取另一软枕放于病人两膝之间，下腿稍伸直，上腿弯曲，也可在病人腹部放置一软枕。放置软枕，可以扩大支撑面，确保侧卧位稳定、安全和舒适。另外，要注意检查各种引流管。

6）整理好床单位，洗手，取口罩，记录翻身时间和皮肤情况。

（2）两人协助病人翻身侧卧法：适用于完全不能活动身躯、体重较重或病情较重的病人（图 5-3）。

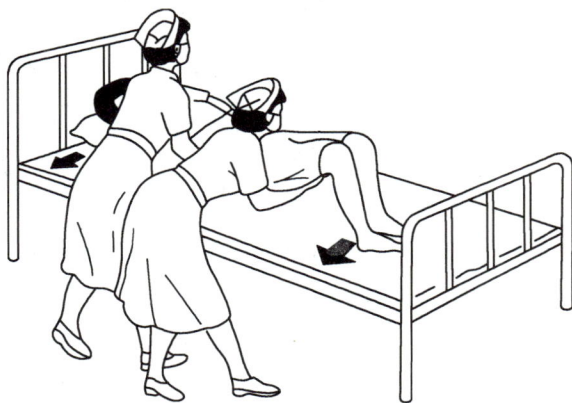

图 5-3　两人协助病人翻身侧卧法

1）核对病人床号与姓名。

2）向意识清醒病人或家属说明操作目的、方法和配合事项。

3）护士洗手、戴口罩，检查病床是否完好，摇平床头和床尾支架，病人仰卧，两手放于腹部。

4）护士都站在床的同一侧，一人托住病人颈肩部和腰部，另一人托住病人臀部和腘窝部，两人同时稍抬起病人移近自己。

5）两人分别用手托住病人的肩、腰、臀和膝部，轻轻将病人转向对侧。

6）按侧卧位要求协助病人取舒适体位，并放置软枕，方法同一人协助病人翻身侧卧法。

7）整理好床单位,洗手,取口罩,并记录翻身时间和皮肤情况。

（二）协助病人移向床头法

1. 目的

（1）协助滑向床尾而自己不能移动的病人移向床头。

（2）使病人恢复正确而舒适的体位。

2. 评估

（1）病人心理状态及合作程度。

（2）病人的体重、病情、意识状态与躯体活动能力,是否有能力协助护士完成上移。

（3）病人身体下移的情况及需向床头移动的距离。

（4）病人皮肤情况。

3. 操作步骤

（1）一人协助病人移向床头法

1）对于能活动身躯又能平卧的病人
（图5-4）:①核对病人床号与姓名。②向意识
清醒病人或家属说明体位转换的目的、操作
方法和配合事项。③护士洗手、戴口罩,检查
病床是否完好,摇平床头和床尾支架,检查各
种引流管是否安置妥当,枕头横立于床头,以
免向上移动时,病人头部触碰床栏,有脚轮的
床应先固定脚轮。④使病人仰卧,稍屈膝,双
手抓住床头栏杆。⑤护士靠近床侧,两腿适
当分开,一手臂托住病人肩部,另一手臂托住

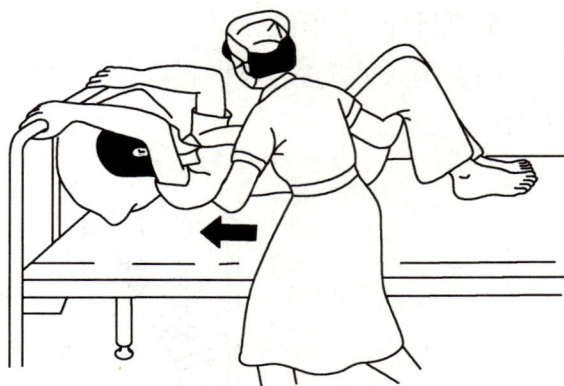

图5-4　一人协助病人移向床头法

臀部,护士抬起病人的同时,嘱病人双脚蹬床面,同时向上移动。⑥一手托起病人头部,一
手将枕头置于病人头下,根据病人病情需要摇起床头和/或床尾支架;协助病人取舒适体
位;检查并固定各种引流管。⑦整理好床单位,洗手,取口罩,并记录转换体位时间和皮肤
情况。

2）对于不能配合护士完成上移的病人,可由一位护士将病人分段向上移（图5-5）。
将病人上移时,首先移动腿部,并向上用力;如果将病人往下移,首先移动头部和肩部,并
向下用力。具体方法:①核对病人床号与姓名。②向意识清醒病人或家属说明体位转换
的目的、操作方法和配合事项。③护士洗手、戴口罩,将病人的腿斜移向床头,臀部斜移向
床头。④护士将近床头侧的手臂支持住病人的头,并将手伸到病人对侧的肩下,抱住病人
的肩,将病人的头、肩部及胸部斜移向床头。⑤将病人旁边的床栏杆架起,然后护士走到
床的另一侧。⑥在床的另一侧重复这种斜移,分段移动病人,直至达到预定的高度。⑦协
助病人取舒适体位。⑧整理好床单位,洗手,取口罩,记录体位转换时间和皮肤情况。

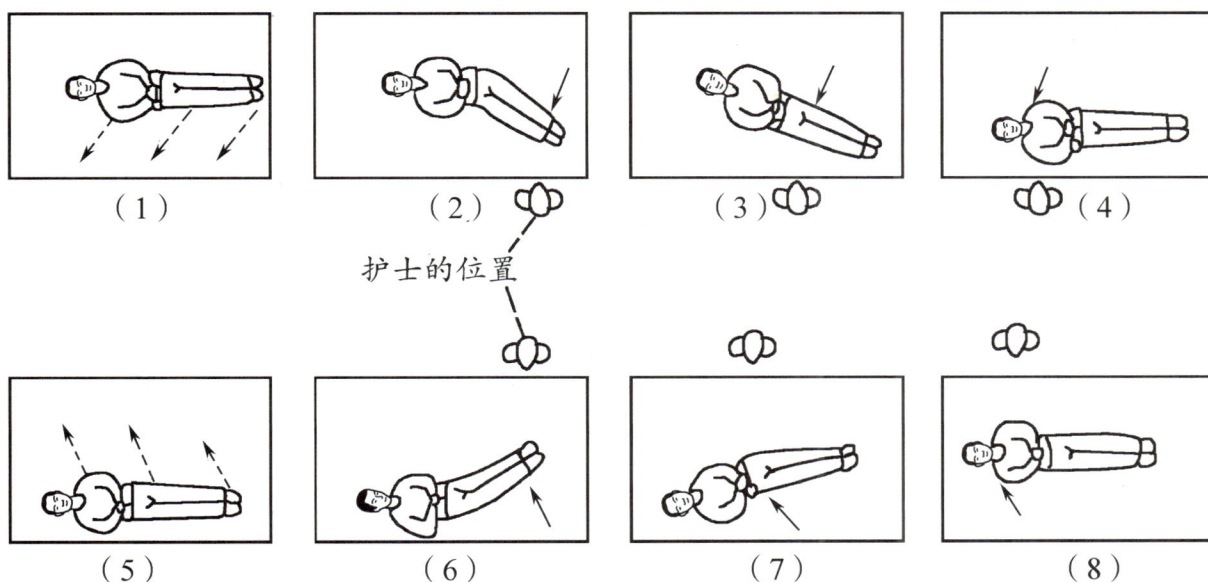

（1）　　　　　（2）　　　　　（3）　　　　　（4）

护士的位置

（5）　　　　　（6）　　　　　（7）　　　　　（8）

图 5-5　一人协助病人分段移向床头

（2）两人协助病人移向床头法

1）协助不能平卧的病人移向床头法：适用于某些胸科危重症病人或严重心脏病病人。具体方法（图 5-6）：①核对病人床号与姓名。②向意识清醒病人或家属说明操作目的、方法和配合事项。③护士洗手、戴口罩，检查病床是否完好，两人分别站在床的两侧。④摇平床头和床尾支架，检查各种引流管是否安置妥当，有脚轮的床应先固定脚轮。⑤两名护士分别站于床的两侧，对称地将一手臂放在病人肩下，一手臂放在臀下。⑥两人行动一致地将病人抬起并移向床头，如病人病情许可，可用双脚蹬床面，以助护士移动。⑦移动后注意检查各种引流管，整理好床单位，洗手，取口罩，记录转换体位的时间和皮肤情况。

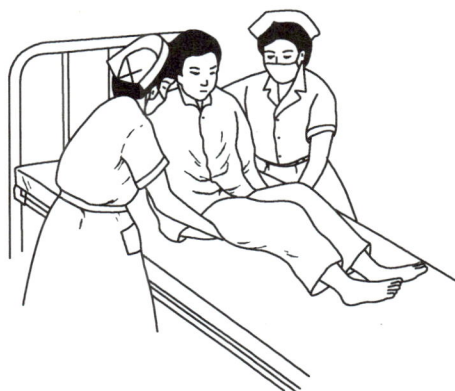

图 5-6　两人协助半坐卧式病人
移向床头法

2）协助不能活动身躯但能平卧的病人移向床头法：护士两人站在床的同侧移动法：①核对病人床号与姓名。②向意识清醒病人或家属说明操作目的、方法和配合事项。③护士洗手、戴口罩，检查病床是否完好，摇平床头和床尾支架，检查各种引流管是否安置妥当，枕头横立于床头，避免撞伤病人头部，有脚轮的床应先固定脚轮，病人取仰卧位，协助病人屈膝，并将病人双手放于其腹部。④一人用手臂托着病人的颈肩部和腰部，另一人用手臂托着病人的臀部和腘窝部，两人同时行动，协调将病人抬起移向床头。⑤放回枕头，协助病人取舒适体位，移动后注意检查各种引流管。⑥整理好床单位，洗手，取口罩，记录转换体位时间和皮肤受压情况。

护士两人站在床的两侧移动法：①核对病人床号与姓名。②向意识清醒病人或家属说明操作目的、方法和配合事项。③护士洗手、戴口罩，检查病床是否完好，摇平床头和床尾支架，检查各种引流管是否安置妥当，病人取仰卧位，协助病人屈膝，并将其双手放于胸腹部，枕头横立于床头。④两人分别站在床的两侧，两人双手相连，手指相互交叉，托住病人肩颈部和臀部，同时行动，将病人抬起移向床头；也可一人托住病人的肩和腰部，另一人托住背和臀部，同时抬起移向床头。⑤放回枕头，协助病人取舒适卧位，移动后注意检查各种引流管。⑥整理好床单位，洗手，取口罩，记录转换体位时间和皮肤情况。

如病人体重较轻，两名护士可站在床的两侧，工作比较方便。而需要抬起体重较重的病人时，站在床的同一侧行动易于协调，较为省力，病人也感到舒适。

（三）协助病人轴线翻身法

1. 目的

（1）为颈、胸、腰椎骨折病人变换姿势，增进舒适。

（2）便于检查、治疗、护理。

（3）预防并发症发生。

2. 评估

（1）病人心理状态及合作程度。

（2）病人的体重、病情、意识状态与躯体活动能力。

（3）手术部位、骨折固定、牵引及引流等情况。

3. 操作步骤

（1）协助病人由平卧位转换为侧卧位的方法

1）核对病人床号与姓名。

2）向意识清醒病人或家属说明操作目的、方法和配合事项。

3）护士洗手、戴口罩，检查病床是否完好，取出枕头横立于床头，病人仰卧，两手放于胸腹部，两膝屈曲。将病人身上的导管及输液安置妥当，石膏或夹板固定者，应注意保护肢体。

4）第一操作者站于病人头部，双手扶托并固定病人头颈部。其余两人站于病人同侧，第二操作者双手伸至对侧分别扶托病人肩部、腰部，第三操作者双手伸至对侧分别扶托病人臀部、腘窝处，三人同时用力将病人移至近侧，使病人头、颈、肩、腰、髋保持同一水平线上。三人同时用力翻转至侧卧位，翻转角度不超过 60°。

5）按侧卧位要求协助病人取舒适体位，并放置软枕。

6）检查并妥善固定病人身上的导管，并保持引流通畅。检查肢体各关节处于功能位并安置好病人，拉好两侧床挡。

7）洗手，取口罩，记录翻身时间和皮肤情况。

（2）协助病人由侧卧位转换为平卧位的方法与协助病人由平卧位转换为侧卧位的方法相反。

（四）使用翻身床协助烧伤病人翻身法

1. 目的

（1）为烧伤较严重且不宜触及身体创面的病人转换体位，预防压疮的发生。

（2）便于护理和治疗。

（3）变换姿势，使病人舒适。

2. 评估

（1）病人心理状态及合作程度。

（2）病人的体重、病情、意识状态与躯体活动能力。

（3）病人烧伤程度及烧伤部位皮肤愈合情况。

（4）病人皮肤受压情况。

3. 操作步骤

（1）平卧转换为俯卧

1）根据病人情况准备用物，检查翻身床各部位零件是否齐全，撑脚架、转盘轴、安全弹簧是否牢固灵活。

2）向病人或家属解释使用翻身床翻身的目的、方法及配合事项。洗手，戴口罩。

3）创面上铺好油纱，中棉垫分别垫在病人的双肩、双髋和下腹处，铺大棉垫2~3层（会阴部空出）。

4）在双小腿下部放气枕，约束带约束好病人，以保护病人安全。

5）取下床下物品，如水杯、便器等，盖上俯卧床板（在俯卧床板上铺两块海绵垫，躯干部位一块按病人身长铺好，另一块按病人下肢长度到踝关节铺好，海绵垫上分别铺一次性中单，在其上铺大单，将大单拉紧，普通大单拉平后用别针固定。会阴部留出洞口以便接大小便），旋紧螺丝，用约束带固定病人胸腹部位，检查螺丝是否旋紧。

6）放开撑脚架，翻身，翻身后立即固定撑脚架。

7）去除约束带、上面的床板、气枕，去除污敷料及被服。

8）将病人安置合理、舒适，妥善固定各种引流管。

9）洗手，取口罩，记录翻身时间和皮肤情况。病人处于俯卧位时，每2h转换体位1次。

（2）俯卧转换为平卧

1）根据病人情况准备用物，检查翻身床各部位零件是否齐全，撑脚架、转盘轴、安全弹簧是否牢固灵活。向病人或家属解释使用翻身床翻身的目的、方法及配合事项。洗手，戴口罩。

2）将中棉垫垫在病人的双肩胛骨、骶尾骨两侧及腰部。

3）铺大棉垫2~3层及一次性中单，在双小腿下部放气枕。

4）取下床下物品，如水杯，便器等，用约束带约束好病人。

5）盖上平卧床板（在仰卧床板上铺海绵垫，海绵垫上铺一次性中单或一次性床罩，在其上铺大单，将大单拉紧，普通大单拉平后用别针固定。会阴部留出洞口以便接大小便），旋紧螺丝。

6）放开撑脚架,翻身,翻身后应立即固定撑脚架。

7）去除约束带、上面的床板、气枕,去除污染的敷料及被服,将病人安置合理、舒适。妥善固定各种引流管。

8）洗手,取口罩,记录翻身时间和皮肤情况。病人处于平卧位时,每 4h 转换体位 1 次。

(五)体位转换注意事项

1. 病人体位转换间隔时间,应根据病情、受压处皮肤情况而定。易发生压疮的高危人群及压疮淤血红润期病人每 4h 翻身 1 次,炎性浸润期病人每 2h 翻身 1 次,溃疡期病人每 1~2h 翻身 1 次。

2. 转换体位前需了解病人的病情、诊断及手术情况,移动病人时动作轻稳,协调一致,不可拖拉,以免擦伤皮肤。翻转病人时,应注意保持脊柱平直,以维持脊柱的生理弯曲。病人有颈椎损伤时,勿扭曲或旋转病人的头部,以免加重损伤。翻身时注意观察病人病情变化。

3. 转换好体位后注意床单是否平整,皮肤是否完好,每次转换体位后应对病人进行翻身拍背,以预防坠积性肺炎的发生。

4. 为输液或身上使用各种导管的病人转换体位时,应先将各种导管掀开,关闭引流管开关,转换体位后,妥善固定导管,打开引流管开关,并检查导管是否脱落、移位或扭曲,以保证各导管的通畅。

5. 为手术后病人转换体位时,若发现敷料脱落或潮湿,应先换药再行体位转换;颅脑手术的病人,一般只能卧于健侧或平卧;颈椎和颅骨牵引的病人,翻身时不可放松牵引;石膏固定或伤口较大的病人,翻身后应将患处放于适当位置,防止受压;人工冬眠病人体位转换不可超过 180°,以免因体位变动过大而发生体位性休克。

6. 护士应注意节力原则,让病人尽量靠近护士,使重力线通过支撑面保持平衡,缩短重力臂,达到节力安全的目的。

第二节　转 运 方 法

重症病人转运是 ICU 的重要工作内容之一,危重症病人的转运包括危重症病人的搬动和运输。根据转运实施的不同地域,重症病人转运分为院内转运及院际转运;院内转运是指在同一医疗单位不同医疗区域之间的转运;院际转运是指在不同医疗单位之间的转运。

一、转运方法概述

（一）危重症病人转运的目的

1. 将病人转运到医疗技术和设备条件更好的医疗机构,使其得到进一步的治疗。

2. 协助急危重症病人急诊入院诊治。

3. 协助灾难现场病人的转运。

4. 协助病人进行各种检查或治疗。

（二）转运决策与知情同意

转运前应该充分评估转运的获益及风险。如果不能达到上述目的,则应重新评估转运的必要性。

院内转运由主管医师决定,院际转运则需由转出医院主管医师和接收医院共同商议,并且最终应由接收医院主管医师决定。转运前应将转运的必要性和潜在风险告知,获取病人的知情同意并签字。病人不具备完全民事行为能力时,应当由其法定代理人签字;病人因病无法签字时,应当由其授权的人员签字。紧急情况下,为抢救病人的生命,在法定代理人或被授权人无法及时签字的情况下,可由医疗机构负责人或者授权的负责人签字。

（三）危重症病人转运对转运护送人员的基本要求

1. 重症病人转运应由接受过专业训练,具备重症病人转运能力的医务人员实施。

2. 根据转运的具体情况选择恰当的转运人员。转运人员至少有 1 名具备重症护理资格的护士,并可根据病情需要配备医师或其他专业人员(如呼吸治疗师、普通护士等)。

3. 病情不稳定的病人,必须由 1 名医师参与转运;病情稳定的重症病人,可以由经过专业训练的护士完成。

4. 转运人员应接受基本生命支持、高级生命支持、人工气道建立、机械通气、休克救治、心律失常识别与处理等专业培训,能熟练操作转运设备。

5. 必须指定 1 名转运人员作为转运过程的负责人,转运过程中的所有决策由该负责人员做出。

6. 病人到达接收医院或科室后,应与接收人员进行全面交接。如病人需先行检查再到接收科室,转运人员需要一直陪护病人直至到达接收科室。

7. 参与转运的重症护士需了解病人体重,能估计身体各部分的重量,大致确定各部分的重心位置,合理分配支托力量和选择着力点。同时需了解病人病情和病损部位,有针对性的采取保护措施,防止转运过程中护理措施不当而加重损伤。

8. 保持病人转运过程中平衡稳定,防止跌倒摔伤。保证病人舒适、安全。

（四）转运设备要求

1. 所有转运设备都必须能够通过转运途中的电梯、门廊等通道,转运人员须确保所有转运设备正常运转并满足转运要求。

2. 使用符合要求的重症转运床。重症转运床所有设备应该固定在与病人同一水平面或低于病人水平面。转运床应与救护车上的担架系统匹配。

（五）转运药物要求

1. 院内转运应配备基本的复苏用药,包括肾上腺素和抗心律失常药物,以备转运途中病人突发心搏骤停或心律失常。接收科室应配备更加全面的急救药物。根据转运病人的不同病情,还应配备相应的药物。

2. 院际转运应配备紧急抢救复苏时用药,维持生命体征平稳的用药,病情特殊者还应携带相应的药物。

二、常用转运方法及护理措施

（一）转运前准备

1. 转运护送人员准备

（1）一旦决定转运,参与转运的医务人员应尽快熟悉该病人的诊治过程,评估目前的整体状况。

（2）转运前应评估病人的气道安全性,对于高风险的病人,为确保气道的通畅,应积极建立人工气道,转运途中不推荐使用喉罩。机械通气的病人出发前应标记气管插管深度并妥善固定,给予适当镇静、镇痛。

（3）转运前应保持两条通畅的静脉通路。

（4）转运前对原发疾病有针对性地进行处理。

2. 转运设备准备

（1）一旦做出转运决定,转出医院或科室需立即与相关人员联系确保运输工具就位。

（2）检查所有转运设备功能良好,与接收医院或科室的医师全面沟通病人病情,了解床位、设备准备情况,告知出发时间及预计到达时间。

（3）接收科室应保证所有设备准备工作就位,一旦病人到达能及时接受监测、治疗或检查。

（二）转运方式

1. 院内转运　通常由平车、转运床完成。

2. 院际转运　运输方式的选择需要综合考虑病人的疾病特征、转运距离、转运缓急、转运环境、护送人数、携带设备、准备时间、路况和天气以及病人的经济承受能力等。转运方式通常包括陆路转运及飞行转运。

（三）转运方法及护理措施

1. 平车转运操作方法

（1）目的:运送不能起床的病人入院、出院、做检查、治疗或手术。

（2）评估:①病人的心理状态与合作程度;②病人的体重、病情与躯体活动能力;③病人病损部位的大小与严重程度;④平车性能是否良好。

(3)操作步骤

1)挪动法:适用于病情许可,能在床上配合活动的病人。①核对病人床号与姓名。②向意识清醒病人或家属解释平车转运的目的、注意事项及配合方法。③护士洗手,戴口罩,移开床旁椅至对侧床尾,掀开盖被,嘱病人自行移至床边。④将平车紧靠床边,大轮靠床头,将闸制动。⑤协助病人按上半身、臀部、下肢的顺序依次向平车移动,让病人头部卧于平车头端(图5-7)。⑥根据病情需要协助病人取舒适卧位,用盖被或被单包裹病人,先盖脚部,然后两侧,露出头部(图5-8)。⑦整理好床单位,铺成暂空床,松闸,推送病人至目的地。⑧病人下平车回床时,将平车紧靠床边,头端靠床头(病人的头部在平车头端),将闸制动。⑨协助病人将下肢、臀部、上身依次向床上移动。移动后注意检查各种引流管,观察病人病情变化,协助病人取舒适体位。⑩整理好床单位,推平车回原处放置,洗手,取口罩,需要时做记录。

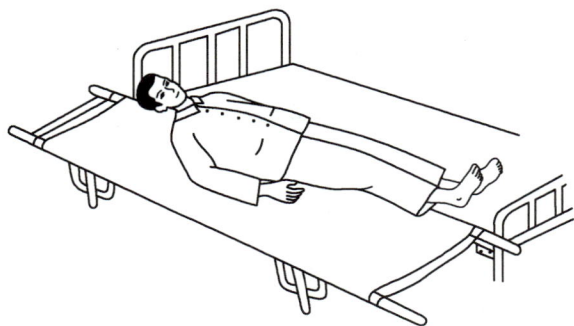

图5-7　病人仰卧挪动上平车法

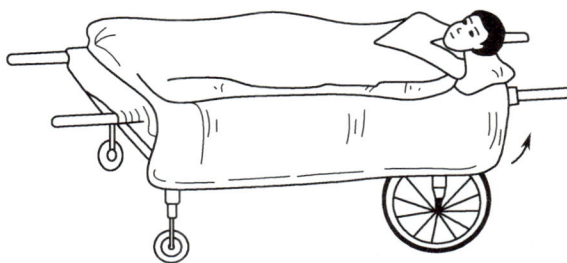

图5-8　平车上病人包盖法

2)一人搬运法:适用于病情许可、体重较轻的病人。①核对病人床号与姓名。向意识清醒病人或家属解释平车转运的目的、注意事项及配合方法。②护士洗手、戴口罩,推平车至病人床尾,平车头端(大轮端)与床尾呈钝角,将闸制动(图5-9),掀开盖被,协助病人穿好衣服。③护士站于床边,两脚一前一后,稍屈膝,护士一手臂自病人腋下伸入对侧肩部,一手臂在同侧伸入病人大腿下,嘱病人双臂交叉于护士颈后,并双手用力握住护士(图5-10)。④抱起病人,移步转身(确保安全),放低前臂轻轻将病人放在平车上,使病人平卧于平车中央。⑤根据病情需要协助病人取舒适卧位,盖好盖被。⑥整理好床单位,铺成暂空床。⑦松闸,推送病人至目的地。⑧病人下平车回床时,推平车至病人床尾,使平车头端与床尾成钝角(病人的头部在平车头端),将闸制动。⑨把病人抱到床上(抱病人的方法与上平车时相同),观察病人病情变化,协助病人取舒适体位,盖好盖被。⑩整理好床单位,推平车回原处放置,洗手,取口罩,需要时做记录。

3)两人搬运法:适用于病情较轻,不能活动而体重又较重的病人。①核对病人床号与姓名。②向意识清醒病人或家属解释平车转运的目的、注意事项及配合方法。③护士洗手、戴口罩。④推平车至病人床尾,使平车头端与床尾成钝角,将闸制动。⑤掀开盖被,

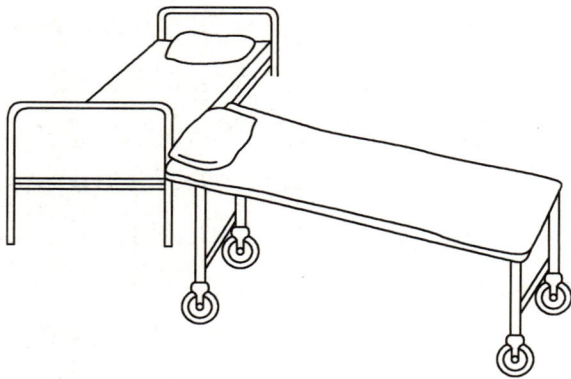

图 5-9　平车与床尾成钝角

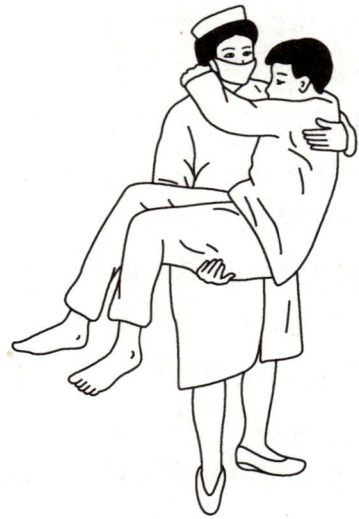

图 5-10　病人一人搬运法

协助病人穿好衣服。⑥病人仰卧,双手交叉放于胸腹部。⑦两名护士站在病床边同侧,协助病人移至床沿。一名护士一手臂抬起病人的头、颈、肩部,另一手臂抬起腰部;另一名护士一手臂抬起病人的臀部,另一手臂抬起腘窝部,两人同时抬起,使病人身体稍向护士倾斜,移步至平车,将病人平放于平车中央(图 5-11)。⑧根据病情需要协助病人取舒适卧位,盖好盖被。整理好床单位,铺成暂空床。松闸,推送病人至目的地。⑨病人下平车回床时,推平车至病人床尾,使平车头端与床尾成钝角(病人的头部在平车头端),将闸制动。把病人抱到床上(抱病人的方法与上平车时相同)。⑩移动后注意检查各种引流管,观察病人病情变化,协助病人取舒适卧位,盖好盖被。整理好床单位,推平车回原处放置,洗手,取口罩,需要时做记录。

　　4)三人搬运法:适用于病情较轻,不能活动而体重又较重的病人。①核对病人床号与姓名。②向意识清醒病人或家属解释平车转运的目的及配合方法。③护士洗手、戴口罩。④推平车至病人床旁,使平车头端与床尾成钝角,将闸制动。⑤掀开盖被,协助病人穿好衣服。⑥病人仰卧,双手交叉放于胸腹部。⑦护士甲、乙、丙三人站在同侧病床边,协助病人移至床沿。护士甲一手臂抬起病人的头、颈、肩部,另一手臂抬起胸背部;乙护士一手臂抬起病人的腰部,另一手臂抬起臀部;丙护士一手臂抬起病人的膝部,另一手臂抬起小腿部。中间一位喊口令,三人同时抬起病人,使病人身体稍向护士倾斜,同时移步将病人轻轻放在平车上(图 5-12)。⑧协助病人取舒适卧位,盖好盖被,整理好床单位,铺成暂空床。松闸,推送病人至目的地。⑨病人下平车回床时,推平车至病人床尾,使平车头端与床尾成钝角(病人的头部在平车头端),将闸制动,把病人抱到床上(抱病人的方法与上平车时相同)。⑩移动后注意检查各种引流管,协助病人取舒适卧位,盖好盖被。观察病人病情变化。整理好床单位,推平车回原处放置,洗手,取口罩,需要时做记录。

　　5)四人搬运法(帆布兜法):适用于颈椎、腰椎骨折的病人或病情较重的病人。①核对病人床号与姓名,向意识清醒病人或家属解释平车转运的目的及配合方法。②护士洗

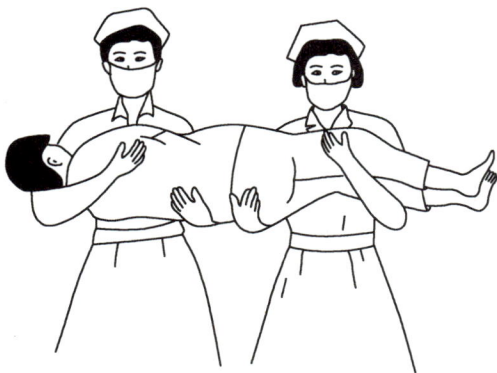

图 5-11　病人两人搬运法

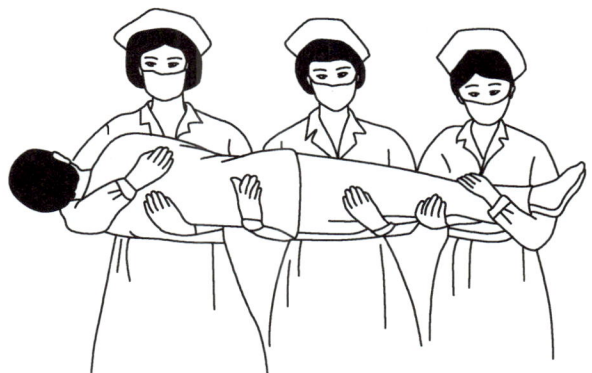

图 5-12　病人三人搬运法

手,戴口罩,将平车紧靠床边,头端靠床头,调整平车或病床同高,制动。③掀开盖被,协助病人穿好衣服。④在病人腰、臀下铺帆布中单或布中单;骨折病人平车上需垫木板,并固定好骨折部位;颈椎损伤或怀疑颈椎损伤的病人,搬运时要保持头部处于中立位,并沿身体纵轴向上略加牵引颈部或由病人自己用双手托起头部,缓慢移至平车中央,病人取仰卧位,并在颌下垫小枕或衣物,头颈两侧用衣物或沙袋加以固定。⑤甲、乙护士两人分别站于病床的首、尾端,分别抬起病人的头、颈、肩部及双腿;护士丙、丁两人则分别站于病床及平车两侧,紧紧抓住帆布兜中单或布中单四角,由一人喊口令,四人同时将病人抬起,将病人轻放于平车中央。⑥根据病情协助病人取舒适卧位,盖好盖被。⑦整理好床单位,铺成暂空床;松闸,推送病人至目的地。⑧病人下平车回床时,推平车至病人床尾,使平车头端与床尾成钝角(病人的头部在平车头端),将闸制动;把病人抱到床上(抱病人的方法与上平车时相同)。⑨协助病人取舒适卧位,盖好盖被。⑩移动后注意检查各种引流管,观察病人病情变化;整理好床单位,推平车回原处放置,洗手,取口罩,需要时做记录。

（4）护理要点

1）搬运前应仔细检查平车车轮、制动闸等部件的性能,以保证安全使用。

2）护士应根据病人的病情及体重,确定几位护士参加搬运。

3）有两位以上护士参加搬运时,由床头按身高顺序排列,高者在病人头侧,使病人头部处于高位,以减轻不适;行动时按口令同时用力,动作应协调一致,保持病人平稳,减少意外伤害的发生。

4）搬运过程中,护士应注意观察病人的病情变化,并做好记录,及时处理发生的问题。

5）保证各种管道的通畅,如气管插管、输液管、胃管、氧气管、导尿管和各种引流管等。

6）颅脑损伤及颌面部外伤病人应卧于健侧;昏迷的病人应将头转向一侧。

7）对怀疑或已有颈椎损伤的病人,搬运时要保持头部处于中立位,并沿身体纵轴向上略加牵引颈部或由病人自己用双手托住头部,缓慢移至平车中央。病人取仰卧位,并在枕部垫小枕或衣服,以保持头、颈中立位,头颈两侧用衣物或沙袋加以固定。如果搬运不当会引起高位脊髓损伤,导致高位截瘫,甚至在短时间内死亡。

8)对危重、烦躁不安、意识不清的病人,护士应全程守护在车旁。

9)搬运骨折病人时,平车上应垫木板,并固定好骨折部位。

10)护士搬运时,应尽量将病人靠近自己,以便省力。

11)护士搬运时两脚前后分开,可扩大支撑面,降低重心,便于转身。

12)如平车一端为大轮,一端为小轮,则以大轮端为头端。因小轮转弯灵活,推车时在前,大轮转动次数少,所以病人头部置大轮端,可减轻病人在运送过程中的不适。

13)推车时车速不宜过快,护士应站于病人头侧,以便及时观察病情;上下坡时,病人的头部应位于高处,以减少不适。

14)病人须躺卧在平车中间,冬季注意保暖。

15)推车进、出门时,应先将门打开,不可用车撞门,避免震动病人和损害建筑物。

2. 转运床运送操作方法

(1)目的:运送危重症病人入院、出院、做检查、治疗或手术。

(2)评估:①病人的心理状态与合作程度;②病人的体重、病情与躯体活动能力;③病人病损部位的大小与严重程度;④转运床性能是否良好。

(3)操作步骤

1)从床上转移到转运床:①调节推车。踩下转运床的中心轮转换踏板,解除中心轮的直接锁定,降下转运床和病床的边护栏,将转运床并列平行放在病床的侧面,踩下转运床的滚轮转换踏板,锁定滚轮后,操作高低摇把,将转运床的高度调到和病床的高度一致,解开转运床上的约束带,移至不妨碍转移的位置。用高低摇把进行转运床的高低(升降)操作时,不要旋转过度。②搬运病人。护士甲站于病床的一侧,分别扶托病人肩背部和膝部,协助病人翻身到转运床的相反面,护士乙在转运床侧将转移床垫的侧面部分向内侧下方折曲,呈与病人平行的状态,将转移床垫尽可能深地插入病人脊背下面,护士甲使病人仰卧,睡在转移床垫的近中央处。③固定病人。将病人两手放在腹部上,护士乙将折曲的转移床垫的侧边部位拉出来,拿住转移床垫边侧的把手,一边缓慢地拉,一边将病人移动到转运床的中央位置,将约束带从转移床垫的把手中穿过,将病人固定,病人卧于转运车上时,必须升高边护栏,并注意固定好约束带,使其不松动。病人的头必须在转运床的头端,特别是俯卧的状态下。④检查安置。用盖被包裹病人,先盖脚部,然后两侧,露出头部,上层边缘向内折叠,检查并妥善固定病人身上的导管,并保持引流通畅,检查肢体各关节处于功能位。⑤整理病人床单位。运送过程确保病人安全、舒适。⑥移动转运床。护士用脚尖将滚轮转换踏板上推,解除滚轮的锁定,使转运床稍稍离开病床,立起护栏,将中心轮转换踏板置于水平,将中心轮转换到直接锁定,移动转运床,推病人至指定地点。

2)从转运床转移到病床:①调节推车。踩下转运床的中心轮转换踏板,解除中心轮的直接锁定,将转运床并列平行放在病床的侧面,踩下并固定滚轮转换踏板,操作高低摇把,使转运床和病床的高低一致,降下边护栏,解开约束带,移至不妨碍病人转移的位置。②搬运病人。拿住转移床垫的把手,缓慢地向病床拉,将病人移动到病床侧,移动后,将转移床垫的远离转运床的侧边向内侧的下面折曲,将病人向床方向翻身,将转移床垫向转运床侧拉动,协助病人取舒适卧位,将病人转移到病床上或进行高低操作、背部抬高操作时,必须将滚轮调到锁定状态。移动后注意检查各种引流管。③移动转运床。将转移床垫置于转运床上,约束带恢复原状,立起边护栏,解除滚轮的锁定,移动转运床,放回原处。

(四)转运监护与交接

1. 转运期间的监护

(1)转运过程中尽可能不改变病人已有的监护措施。

(2)护送护士必须记录转运途中病人的一般情况、生命体征、监测指标、接受的治疗、突发事件及处理措施等,并记入病历。为接收方提供相关记录,力争做到转运前后监测的无缝衔接。

(3)重症病人转运时必须监测心电图、脉搏血氧饱和度、无创血压及呼吸频率。因肢体活动影响无创血压的准确性,条件许可尽可能使用有创动脉血压监测。

(4)机械通气病人需要记录气道插管深度,监测呼吸频率、潮气量、气道压力、吸呼比,氧气供给情况等。

(5)转运途中应将病人妥善固定,防止意外事件的发生,特别注意防止气管插管的移位或脱出,部分特殊病人可能需要监测颅内压。

2. 转运交接　当到达接受医院或科室后,转运护士应与接收医院或科室负责接收的医护人员进行正式交接以落实治疗的连续性,交接的内容包括病人病史、重要体征、实验室检查、治疗经过,以及转运中有意义的临床事件,交接后应书面签字确认。

> **本章小结**　本章学习重点是急危重症病人常用的体位转换方法、转运方法及护理措施。学习难点为急危重症病人常用的体位转换方法。通过演示体位转换与转运技术并运用角色扮演,达到让学生理解操作要点,能动作轻柔,关爱病人,正确分析病人的具体情况,选择适宜的体位转换方法和转运方法的目的。

(彭　静)

❓ 思考与练习

1. 简述协助病人翻身侧卧法的目的。
2. 简述平车转运病人的护理要点。
3. 简述病人转运期间的监护要点。

第六章 | 重症监护病人的基础护理

学习目标

1. 具有良好的人文精神,尊重、关爱病人,珍视生命。
2. 掌握重症监护病人的口腔护理常用溶液及其作用;压疮的发生原因、易发部位及临床分期和护理要点。
3. 熟悉重症监护病人的营养支持应用及基本原则。
4. 了解重症监护病人肠道功能的评估,饮食、营养特点和清洁护理的重要性。
5. 学会评估病人的营养状态和各项清洁护理操作方法。

近年来,随着社会发展,现代医学科学有了长足的进步,重症病人的基础护理也逐渐成为重症护理工作中的主要任务之一。护士不仅要对每一位进入重症监护室的病人进行生理、心理的评估,也要对其营养状态进行正确、合理的营养评估,了解是否有营养不良的风险,预防性的采取有效措施并做好营养支持。给予正确有效的治疗,对病人康复起着重要的作用。

工作情境与任务

导入情境

张某,女,71 岁,高血压史 14 年,因情绪激动导致出血性脑卒中,呈昏迷状态,血压 185/110mmHg,左侧肢体失去自理能力,经急诊手术后送 ICU 进一步监护。

工作任务:

1. ICU 护士正确评估病人的营养状态。
2. 针对病情,为张某选择正确的营养支持方式。
3. 做好日常的清洁护理工作。

第一节　重症监护病人的饮食与营养

重症监护病人营养不良的发生比率未见下降,究其原因主要有社会人口老龄化;医学水平的提高使得重症病人生命延长,使病情更加复杂迁延;应激时的无氧代谢使得各种营养底物难以利用;严重的病理生理损害(意识、体力、消化器官功能)妨碍重症病人进食;部分慢性病人往往有长期的基础疾病消耗;病理性肥胖病人增多等。

一、肠道功能评估

肠道是人体的营养吸收器官,还是一个重要的免疫调节、创伤应激反应的中心器官。肠道功能受损,如胃肠功能障碍、消化腺分泌功能受抑制,因蠕动减慢,病人出现食欲下降、厌食、腹胀等情况。危重病人常并发应激性溃疡,因禁食和使用广谱抗生素,导致肠道菌群失调,肠道屏障功能障碍和肠源性细菌移位,促使全身炎症反应加重。通过对肠道功能的评估,更能合理的选择营养支持的供给方式。

应激反应是指机体突然受到强烈有害刺激(如创伤、手术、失血、感染、中毒、缺氧、饥饿等)时,通过下丘脑引起血中促肾上腺皮质激素浓度迅速升高,糖皮质激素大量分泌。应激反应由于应激因子对动物体的有害作用所引起的非特异性的一切紧张状态。

(一)肠道功能评估

肠道功能评估主要包括消化吸收功能、胃黏膜屏障功能、胃肠道蠕动排空功能、胃肠道血流量和免疫功能。如肠大部分切除、肠梗阻、肠外瘘等,可造成胃肠消化吸收及排空功能障碍;创伤、烧伤、休克和感染等均可造成机体缺血、缺氧和循环障碍,使肠黏膜功能受损导致肠屏障功能障碍;炎性肠病和胃肠激素分泌不足等引起消化吸收功能障碍。通过对肠道的功能评估,为正确选择肠内、外营养提供依据。

(二)营养状态的评估

营养状态评估是通过人体组成测定、人体测量、生化检查、临床检查及多项综合营养评定方法等手段,判定人体营养状态,确定营养不良的类型及程度,评估营养不良所致后果的危险性,并监测营养支持疗效的方法。

(三)营养状态的测定方法

1. 人体测量　包括身高、体重、体重指数、皮褶厚度、上臂围等指标的测量。

(1)体重测量(BW):体重是营养评定中最简单、直接而可靠的测量指标。根据病人病前3~6个月的体重变化或实际体重占理想体重的百分比来判断。

实际体重占理想体重的百分比(%)= 实际体重(kg)/ 理想体重(kg)×100%

理想体重(kg)= 身高(cm)−105

男性理想体重(kg)=〔身高(cm)−100〕×0.90

女性理想体重（kg）=〔身高（cm）-100〕×0.85

实际体重和理想体重的比值大于 90% 无营养不良，80%～90% 为轻度营养不良，60%～80% 为中度营养不良，小于 60% 为重度营养不良。

（2）体重指数（BMI）：BMI= 体重（kg）/ 身高 ^{2}（m²）。

BMI 是反映蛋白质热量营养不良及肥胖症的可靠指标。BMI 正常值为 18.5～24kg/m²，若 BMI>24kg/m² 为超重，BMI>28kg/m² 为肥胖，BMI<18.5kg/m² 为营养不良，BMI<14kg/m² 的危重病人存活的可能性很小。

（3）上臂围（AC）和上臂肌围（AMC）：测量上臂围时，被测者上臂自然下垂，取上臂中点，用软尺测量上臂的周径，男性 <23cm，女性 <22cm 表示有营养消耗；参考值男性为 24.8cm，女性为 21.0cm。实测值在参考值的 90% 以上为正常，80%～90% 为轻度营养不良，60%～80% 为中度营养不良，<60% 为重度营养不良。

（4）皮褶厚度：人体皮下脂肪含量约占全身脂肪总量的 50%，通过皮下脂肪含量的测量可以推算体重总量，并间接反映热量代谢变化。皮褶厚度的测定部位有上臂肱三头肌、肩胛下角部、腹部、髂嵴上部等。临床上常用三头肌皮褶厚度（TSF）测定。正常参考值男性为 12.5mm，女性为 16.5mm。实测值在正常值的 90% 以上为正常，80%～90% 为脂肪轻度亏损；60%～80% 为中度亏损；<60% 为重度亏损。

2. 生化实验室检查　血红蛋白（Hb）、白蛋白（Alb）、肌酐身高指数（CHI）、氮平衡（NB）及血浆氨基酸谱测定等方法。其中氮平衡是最常用的动态营养平衡评定方法之一。

判断病人有无营养不良，应对其营养状况进行全面评价（表 6-1）。

表 6-1　简易营养评定法

参数	正常范围	轻度营养不良	中度营养不良	重度营养不良
体重 /kg	> 理想体重的 90%	下降 10%～20%	下降 20%～40%	下降 >40%
上臂肌围 /cm	> 正常值的 90%	>80%	60%～80%	<60%
三头肌皮褶厚度 /mm	> 正常值的 90%	>80%	60%～80%	<60%
白蛋白 /(g·L⁻¹)	≥35	30～35	21～30	<21
转铁蛋白 /(g·L⁻¹)	2.0～2.5	1.50～1.75	1.00～1.50	<1.00
淋巴细胞总数（TLC）/L	≥1 500×10⁸	>1 200×10⁸	800～1 200×10⁸	<800×10⁸

二、饮食与营养的特点

（一）基本饮食

危重病人在重症监护室治疗期间，饮食基本以流质饮食为主。其特点是易吞咽，易消化，无刺激性，如乳类、米汤、肉糜、菜汁、果汁等。基本用法是每日 6～7 餐，每次 200～300ml，蛋白质供给 40～50g/d，总热能供给约为 3.5～5.0MJ/d。

（二）营养特点

1. 呼吸功能不全病人　呼吸功能不全病人普遍存在营养不良，对这类病人应早期实施肠内营养支持。在营养支持中应给予充足的蛋白质，热量供给达基础量即可，可避免血糖过高，能促进脂肪组织动员，有利于呼吸肌功能的恢复。

2. 心脏功能不全病人　心脏功能不全病人为了防止诱发充血性心力衰竭，应严格限制葡萄糖液和钠盐补给量。若血糖过高时可使用胰岛素，并注意补钾，以改善心肌缺氧。

3. 肝脏功能不全病人　肝脏功能不全病人因肝功能降低导致对蛋白质耐受能力差，过多的摄入蛋白质容易诱发肝性脑病。蛋白质的补给成人 40～50g/d 即可。在氨基酸的供应方面，应多补给支链氨基酸，少补给芳香族氨基酸，以减少芳香族氨基酸通过血－脑屏障量，可有效地预防和治疗脑昏迷和肝性脑病。在葡萄糖和脂肪乳剂的供应方面，由于肝功能不全病人高血糖或非酮性昏迷的发生率高，且容易产生脂肪肝，因此，葡萄糖的补给应适当减少并缓慢补给一定量的脂肪乳剂。但肝功能严重损害时禁忌补给脂肪乳剂。

4. 肾功能不全病人　肾功能不全病人在营养支持方面应限制蛋白质的摄入量。应当选择优质蛋白质，如鸡蛋、牛奶、瘦肉等动物蛋白，此类食物含必需氨基酸较高，而且在体内分解后产生的含氮物质较少；植物蛋白质如豆制品、玉米、面粉、大米等含必需氨基酸较少，非必需氨基酸较多，生物效价低，应予适当限量。伴有少尿、无尿症状的病人，还应限制液体的入量，依据病人肾功能情况，蛋白质的摄入在 20～30g/d，做血液净化时蛋白质的供给应增加，营养液中葡萄糖的补给浓度亦应提高。

三、营养支持的基本原则

营养支持应坚持及时、合理、有效的原则。危重症病人多处于重度应激状态，机体代谢率明显升高，能量和营养物质的需求与消耗增加，及时、合理、有效的营养支持可以降低病人体内储存的能量及蛋白质等营养物质的丧失。一般在病人转入重症监护室≥24h 后，血流动力学基本稳定（即应激状态过去），水、电解质及酸碱失衡得到初步纠正就可开始考虑营养支持。在进行营养支持时应充分考虑病人的器官耐受力，严重肝功能障碍、肝性脑病，严重氮质血症，严重高血糖没有得到有效控制的病人，营养支持难以有效实施。延迟营养支持会导致危重症病人迅速出现营养不良，将直接影响病人愈后。

四、营养支持的应用

营养支持是指经口、肠内管饲及肠外等方式提供营养。其目的是提供适当营养以支持人体所需,减少并发症,促进康复等。根据营养素补充途径不同,临床营养支持分为肠内营养(EN)与肠外营养(PN)两种方法。

(一)肠内营养

肠内营养(EN)是通过口服或喂养管经胃肠道途径给予机体营养物质,它具有安全、简便、经济等优点,是营养支持的首选途径。

1. 适应证

(1)不能经口进食,大量液体丢失且胃肠功能恢复、能耐受肠内营养,并且实施肠内营养不会加重病情者。

(2)严重的高分解代谢状态,如多发性骨折,大面积烧伤等。

(3)不能经口进食,如吞咽障碍或昏迷病人。

2. 禁忌证

(1)肠梗阻、肠道缺血或腹腔间室综合征的病人。

(2)空肠瘘,导管难以达到瘘口以下者。

(3)严重腹胀、腹泻,经一般治疗无改善的病人。

(4)三个月以内的婴儿,不能耐受高渗性营养液。

3. 输注途径　包括口服、鼻胃管、鼻十二指肠管、鼻空肠管、胃造口、空肠造口等多种方式。具体途径选择取决于疾病情况、喂养时间长短、病人精神状态及胃肠道功能。输注时应注意温度不宜超过 40℃。

4. 输注方式　可采取一次性给予、连续给予和间歇给予,连续给予即 24h 内利用重力或营养泵将肠内营养剂持续输注进胃肠道;间歇给予即将肠内营养液分次喂养,每日 4～7 次,10～20min 内要输注 200～400ml。

5. 常见并发症　肠内营养(EN)的主要并发症为感染性并发症、机械性并发症、胃肠道并发症和代谢并发症。

6. 肠内营养的护理

(1)营养液配制护理:①严格遵医嘱执行;②营养液现用现配,可存放于 4℃冰箱冷藏保存,存放时间不能超过 24h;③配制过程应在专门配置室严格按照无菌操作进行。

(2)营养液输注护理:①营养液输注前应检查液体有无变质,每次滴注时间 ≤ 8h;②营养液的温度应保持在 40℃左右;③严控输注速度,输注过程中密切观察病人有无消化道不良等症状,并根据情况及时调整输注速度。

(二)肠外营养

肠外营养(PN)是通过外周或中心静脉途径给予机体营养液,用于维持机体正氮平衡,预防和纠正营养不良、促进病人康复的一种营养支持方法。肠外营养的营养素包括全部必需氨基酸和足量的非必需氨基酸,保证足量的蛋白质合成。常规的营养素成分包括氨基酸、脂肪(包括必需脂肪酸)、糖类、电解质、微量元素、维生素和液体。

1. 适应证

(1)胃肠道功能异常,如肠道吸收功能障碍、短肠综合征、小肠严重疾病、严重腹泻或顽固性呕吐大于1周者。

(2)大手术或严重创伤的围术期。

(3)大面积烧伤、严重复合伤或感染等机体处于高分解代谢状态者。

(4)严重营养不良伴有胃肠功能障碍,无法耐受肠内营养者。

(5)患有重症胰腺炎、肠麻痹未恢复者。

(6)炎性肠道疾病病变活动期治疗的病人。

(7)病人有肠外瘘、肠道梗阻者。

(8)严重营养不良的肿瘤病人围手术期治疗时。

(9)病人肝肾等重要脏器功能不全时的支持治疗。

2. 禁忌证

(1)早期复苏阶段血流动力学不稳定或存在严重水、电解质与酸碱平衡紊乱的病人。

(2)急性肾功能障碍的病人。

(3)严重肝功能障碍的病人。

(4)严重高血糖未得到控制的病人。

3. 输入途径　输入途径包括中心静脉营养支持(CPN)和周围静脉营养支持(PPN)两种途径。

(1)中心静脉营养支持(CPN):是指全部营养要素通过中心静脉补充的营养支持方式。其适用于营养液渗透压高于800~900mmol/L、肠外营养超过两周者。它主要通过颈内静脉、锁骨下静脉、股静脉或经外周静脉穿刺的中心静脉导管(PICC)提供营养支持。

(2)周围静脉营养支持(PPN):是指通过外周静脉导管全面输送蛋白质和热量的方法。其适用于用量少、病情轻的短期肠外营养者;导管感染或有脓毒症者;营养液渗透压低于800~900mmol/L;中心静脉置管禁忌或不可行者。

4. 输注方式

(1)全营养混合液输注:是目前临床最常用的营养液输注方式。全营养混合液(TNA)输注法,又称为"全合一"营养液输注法,即将每日所需的营养物质在无菌条件下按次序混合输入由聚合材料制成的输液袋或玻璃容器内再输注,此方法保证了所提供的营养物质的完整性和有效性。

(2)单瓶输注:在无条件应用全营养混合液供给方式时可采用单瓶方式输注营养液。缺点是各营养素非同步输注而造成某些营养素的浪费或负担过重。

5. 常见并发症

（1）机械性并发症：①导管堵塞是 PN 最常见的并发症之一。②空气栓塞可发生在置管、输液及拔管过程中。③置管操作并发症。

（2）感染性并发症：是 PN 最常见、最严重的并发症。感染的主要原因是插管过程中无菌操作不严格、医疗器具或溶液污染和静脉血栓形成。导管引起局部或全身性感染是肠外营养主要的并发症。会出现化脓性静脉炎，严重者可引起脓毒症。

（3）代谢性并发症：病人可发生电解质紊乱，如低钾血症、低镁血症；低血糖或高血糖等。

6. 肠外营养的护理

（1）肠外营养的配制步骤：①将电解质、胰岛素、微量元素加入葡萄糖或氨基酸中；将磷酸盐加入另一瓶氨基酸中；将水溶性维生素和脂溶性维生素混合加入脂肪乳中；将氨基酸、磷酸盐和微量元素加入脂肪乳中。②将配制好的氨基酸和葡萄糖溶液同时注入营养袋内，仔细观察袋内有无沉淀。③将配制好的脂肪乳加入含有氨基酸和葡萄糖溶液的营养袋内，轻轻摇匀溶液待用。

（2）置管护理：①置管前应告知病人肠外营养的重要性、操作方法和配合方法，减少病人紧张情绪；清洁局部皮肤并观察有无破损、感染等情况；准备好置管用物。②置管中根据置管部位协助病人摆好体位，头偏向操作者对侧；准备好相关器械和药品并协助操作者进行皮肤消毒及穿刺，穿刺成功后，告知病人注意事项并做好记录。③置管后保持导管及周围皮肤干燥无菌，消毒贴膜应每周更换 2 次，如出现密封不严或潮湿应及时更换；禁止通过导管输血、采血、监测中心静脉压；输液导管应密闭，每日更换一次输液导管，更换时应夹紧导管，防止空气进入；注意观察穿刺点局部皮肤，若有感染化脓及时处理；如导管发生堵塞应及时拔除；拔出导管后，消毒穿刺部位，按压 5min 后用无菌敷料加压包扎 24h。

（3）输注营养液的护理：①营养液应现用现配，且在 24h 内输注完。②根据病情供给营养液，最好使用输液泵控制输注滴速，在输注过程中观察病人生命体征，有无恶心、呕吐、口渴、发热、昏迷等不良反应。③每日输注结束时，用肝素稀释液 5ml 封管处理。④准确记录病人 24h 出入量。⑤输注前 3d 动态检测血糖和电解质，每日 1 次，之后每 3d 1 次；根据病情定时检测病人肝、肾功能和营养状况。

第二节　重症监护病人的清洁护理

重症监护病人在住院期间，生活自理能力会出现不同程度的降低，甚至完全丧失，无法满足自身清洁的需求。长期卧床病人容易出现口腔溃疡、压疮等并发症，因此，做好清洁护理是护士的一项重要工作。

一、口　腔　护　理

口腔由颊、硬腭、软腭与舌组成,口腔内覆盖着黏膜,并含有牙齿和唾液腺等组织。重症监护病人机体抵抗力下降,饮水饮食、吞咽等活动减少,唾液分泌不足,细菌会在口腔大量繁殖,不仅可以引起口臭、口腔溃疡、口腔炎症,还可以并发腮腺炎、中耳炎,甚至可通过血液循环造成其他脏器感染。因此,每日进行2~3次口腔护理以保持重症病人口腔清洁尤为重要。

【目的】

1. 湿润口腔,防止嘴唇干裂。
2. 清除口腔残留物质,保持口腔清洁,预防口腔感染等并发症的发生。
3. 清除口腔异味,增进病人食欲。
4. 有效地观察口腔黏膜、牙龈、舌苔等处的变化。

【操作前准备】

1. 护士准备　护士衣帽整洁、修剪指甲、洗手、戴口罩。
2. 环境准备　病室内光照充足,环境安静、宽敞整洁。
3. 病人准备　向病人解释操作目的、方法、注意事项以及配合要点,取得病人配合。
4. 用物准备　治疗盘内准备:口腔护理包(治疗碗1个、漱口溶液棉球若干、弯血管钳1把、镊子1把、纱布2块、压舌板1个、弯盘1个)、吸管1根、温开水、治疗巾、手电筒、棉签、石蜡油、一次性手套、水杯、必要时准备开口器。口腔外用药包括西瓜霜、冰硼散、金霉素甘油、润喉片、制霉菌素甘油、锡类散、新霉素等。常用漱口溶液见表6-2。

表6-2　常用漱口溶液及作用

药液名称	作用	口腔 pH 值
0.9% 氯化钠溶液	清洁口腔、预防感染	中性
0.02% 呋喃西林溶液	清洁口腔、广谱抗菌	中性
复方硼砂溶液(朵贝尔氏液)	轻微抑菌、除臭	中性
中药漱口液(金银花、野菊花等)	清热解毒、止血、抗菌	酸性
0.08% 甲硝唑溶液	用于厌氧菌感染	酸性
0.01% 氯己定溶液	清洁口腔、广谱抗菌	酸性
1%~3% 过氧化氢溶液	遇有机物释放出新生氧、抗菌除臭	酸性
1%~4% 碳酸氢钠溶液	碱性药剂、用于真菌感染	酸性
2%~3% 硼酸溶液	抑菌、酸性防腐剂	碱性
0.1% 醋酸溶液	用于铜绿假单胞菌感染	碱性

【操作步骤】

1. 全面评估 病室环境、病人状态、护士自身以及用物。

2. 核对 病人姓名、床号、腕带,告知目的,取得病人配合。

3. 协助病人仰卧或侧卧,头偏向护士一侧,将治疗巾铺于病人颌下及胸前,置弯盘于病人口角旁,用温水湿润口腔,防止张口时口唇开裂出血(图6-1)。

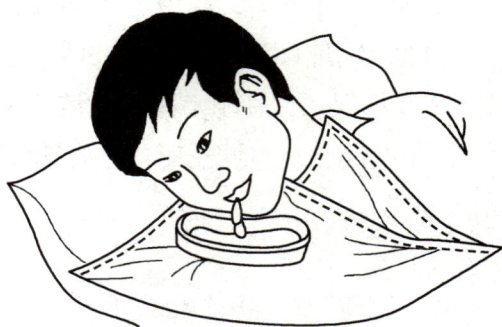

图 6-1 治疗巾及弯盘放置法

4. 嘱病人开口,如昏迷、牙关紧闭病人可用开口器协助其张口。一手持压舌板、一手持手电筒观察口腔有无破溃、感染等情况;如有活动义齿应取下义齿。

5. 协助病人用吸管漱口,昏迷病人禁忌漱口,以免误吸。

6. 用血管钳夹取含漱口液棉球(棉球以不滴水为宜)从脸颊部内侧进入口腔,依次擦洗牙齿外、牙齿内、咬合面、颊部、上颚、舌面及舌下(图6-2)。

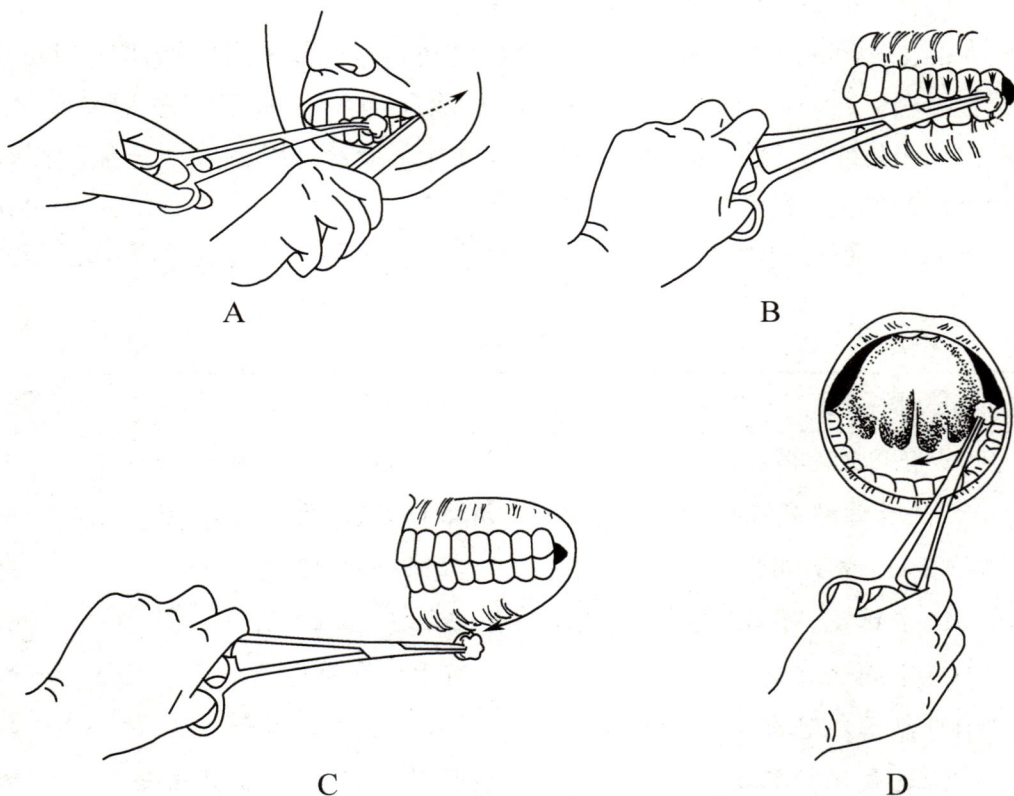

A

B

C

D

图 6-2 口腔擦洗法

A. 撑开颊部,放血管钳法;B. 牙外侧面擦拭法;

C. 颊沟擦拭法;D. 舌下擦拭法。

7. 协助病人再次漱口,拭去水渍,清点棉球;如有口腔病变,酌情处理。

8. 安置病人取舒适卧位,整理床单位、清理用物、洗手、记录。

【注意事项】

1. 擦洗时动作要轻柔,特别是凝血功能差的病人,要防止损伤口腔黏膜及牙龈。

2. 昏迷病人吞咽反射迟钝或消失,口腔护理时禁忌漱口,棉球不宜过湿,以免发生误吸;对不能自行张口的病人需用开口器时,应从臼齿处放入,牙关紧闭病人不可用暴力助其张口;擦拭时,每次夹取一个棉球,擦拭后要检查棉球数量,防止遗留在病人口腔内。

3. 长期使用抗生素的病人,应注意观察其口腔内有无真菌感染,及时用药。

4. 操作过程中,清洁物品和污染物品应分开放置,传染病病人使用后的物品按照隔离消毒原则处理。

知识链接

唾液的功能

口腔内的唾液腺主要有三对:腮腺、下颌下腺、舌下腺。分泌的唾液中含有黏蛋白、免疫球蛋白、溶菌酶、唾液淀粉酶以及有机离子等。唾液具有的生理功能:①湿润口腔,有利于吞咽。②溶解食物,引起味觉,其中唾液淀粉酶能分解淀粉和麦芽糖。③唾液中的溶菌酶和免疫球蛋白具有杀菌和杀病毒的作用。

二、头发的护理

头发护理是维持病人舒适的重要护理操作之一,经常梳理和清洗头发,可去除头屑,促进头皮血液循环,维护头发健康并预防感染。常用床上洗头的方式有马蹄形垫洗发法(图6-3)、马蹄形卷洗发法(图6-4)、扣杯洗发法(图6-5)、洗头车洗发法(图6-6)。

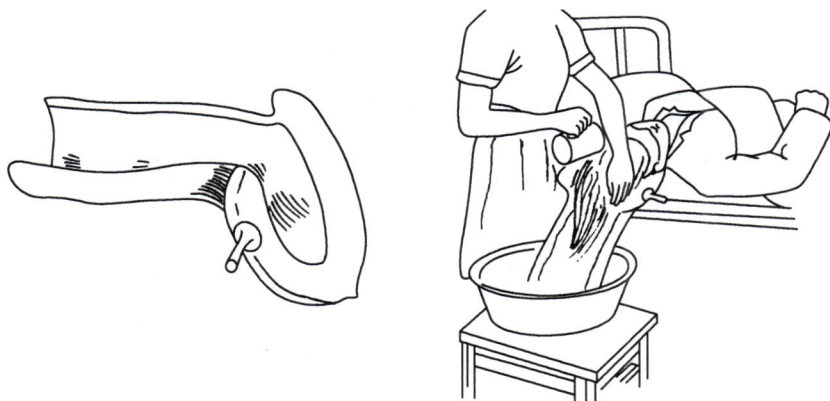

图6-3　床上洗发－马蹄形垫洗发法

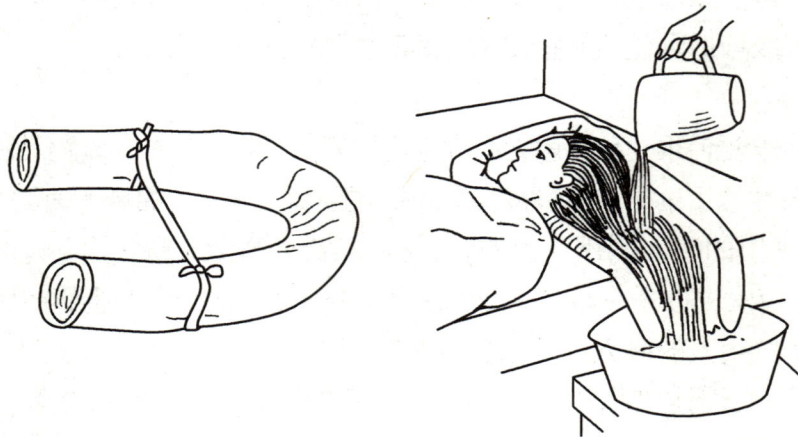

图 6-4　床上洗发－马蹄形卷洗发法

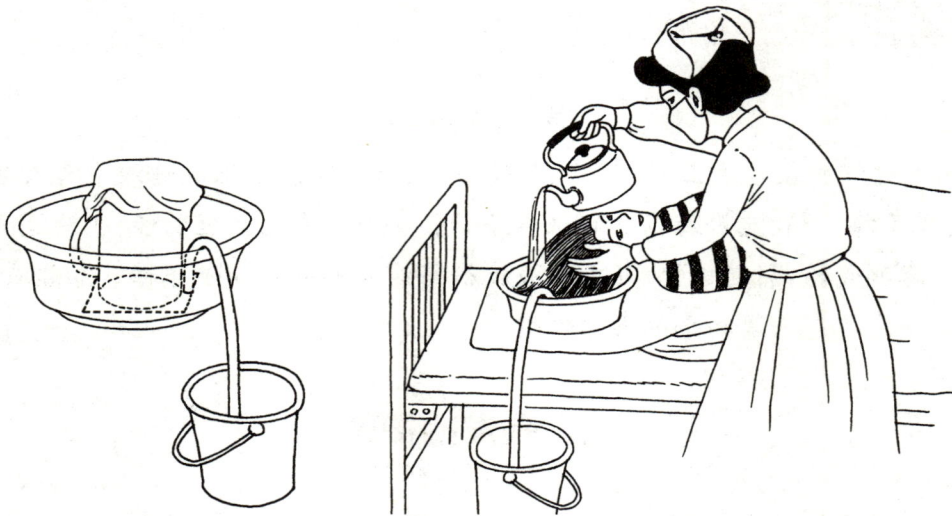

图 6-5　床上洗发－扣杯洗发法

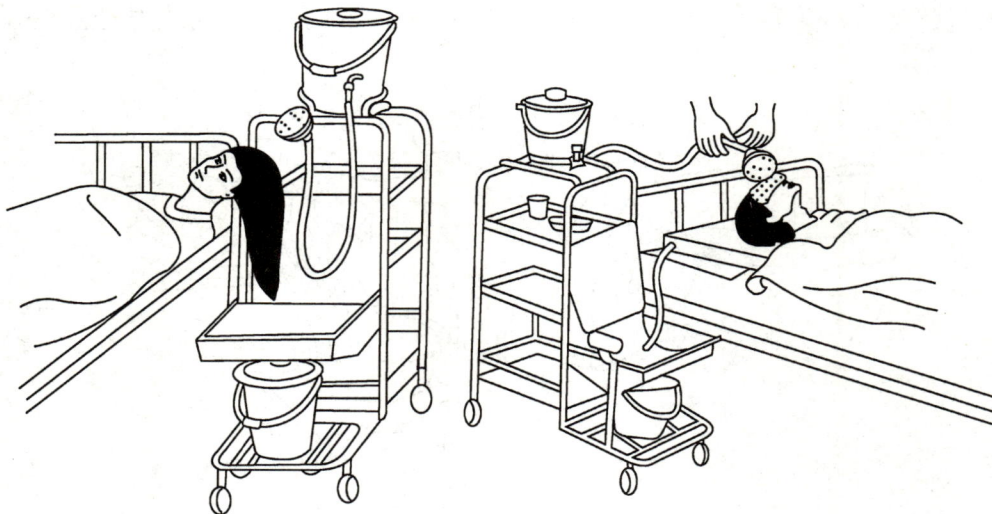

图 6-6　床上洗发－洗头车洗发法

【目的】

1. 去除头屑和污垢、保持病人清洁、舒适。

2. 促进血液循环,促进头发生长代谢。

3. 防止头发断裂脱落、缠结。

4. 防止头虱、虮寄生,预防感染。

【操作前准备】

1. 护士准备　衣帽整洁、洗手、修剪指甲、戴口罩。

2. 环境准备　病室温度适宜,整洁、光线充足。

3. 病人准备　了解头发护理的目的,愿意配合。

4. 用物准备　梳子、自制马蹄形卷(图6-7)或马蹄形垫、大中小毛巾各1条、别针、纱布棉球、洗发液、水壶、40℃左右温水、污水桶、吹风机。

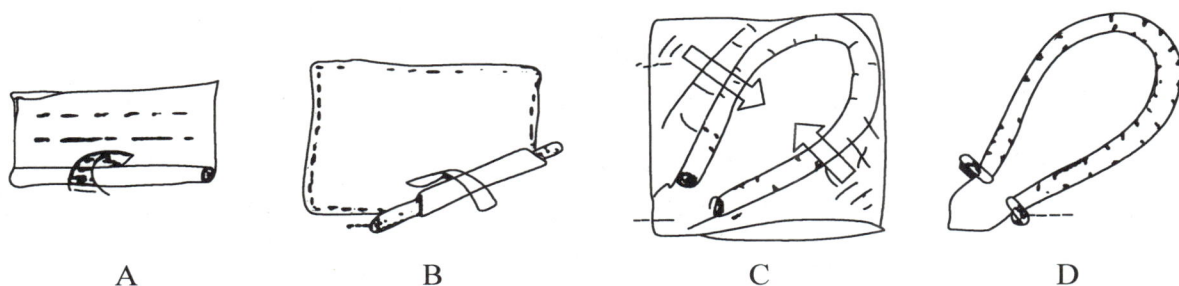

图 6-7　床上洗发－自制马蹄形卷洗发法

A. 将中单卷起;B. 用橡胶单将毛巾卷卷起;C. 将橡胶单卷放在另一橡胶单上,两个对角向中间卷起;D. 卷好后将卷口两端固定。

【操作步骤】

1. 全面评估病室环境、病人状态、护士自身以及用物,将室内温度调至 22～26℃。

2. 核对病人姓名、床号、腕带,告知目的,取得配合。

3. 移开床旁桌椅、协助病人取仰卧位,上半身斜向床边松开病人衣领并向内反折,将橡胶单和浴巾置于病人枕上,置毛巾于颈部,用别针固定。将马蹄形卷置于床头,协助病人将头置于马蹄卷内,其开口下接污物桶。用棉球塞住双耳,纱布或眼罩盖住双眼。

4. 试水温、湿润头发,使用洗发液,用指腹轻揉按摩头皮后冲净头发。

5. 解下颈部毛巾包发,擦干面部,撤下所有用物,用毛巾擦干或用吹风机吹干头发并梳理。

6. 安置病人取舒适体位,整理床单位,洗手、记录。

【注意事项】

1. 调节适宜的室温和水温,洗发结束时应及时擦干头发,防止病人受凉。

2. 随时观察病人病情变化,如面色、脉搏、呼吸等异常时,应立即停止操作。

3. 防止水流入病人眼睛及耳内、注意衣领、床单、枕头不要被水沾湿。

4. 揉搓头皮动作要轻柔,防止指甲抓伤病人的头皮。

5. 过于虚弱的病人不宜洗发。

三、皮 肤 护 理

皮肤是身体最大的器官,是保护人体免受微生物入侵的一道天然屏障。做好皮肤护理可促进血液循环、增强皮肤的排泄功能、预防皮肤感染和压疮等并发症的发生。

【目的】

1. 去除病人皮肤污垢,保持皮肤清洁,促进皮肤血液循环。

2. 预防感染及压疮等并发症的发生。

3. 观察病人皮肤有无异常情况。

【操作前准备】

1. 护士准备　衣帽整洁、洗手、修剪指甲、戴口罩。

2. 环境准备　病室温度调节至 22～26℃,环境整洁、有屏风遮挡、光线充足。

3. 病人准备　了解皮肤护理的目的,愿意配合。

4. 用物准备　治疗车上:脸盆、足盆、水桶 2 只(一只桶装 50～52℃热水,另一只桶装污水)、浴巾、小毛巾 2 条、橡胶中单、治疗盘(盘内:浴皂、梳子、小剪刀、50% 乙醇、润滑剂、清洁衣裤、拖鞋、水温计)、被套及大单、屏风,必要时准备便器。

【操作流程】

1. 全面评估病室环境、病人状态、护士自身以及用物,将室内温度调至 22～26℃。

2. 核对病人姓名、床号、腕带,告知目的,取得配合。

3. 关闭门窗,屏风或隔帘遮挡,根据病情放平床头及床尾,掀开床尾盖被。

4. 脸盆倒入热水,水温 50～52℃为宜。

5. 将毛巾浸湿,包成手套状(图 6-8)先擦洗眼、面部,然后脱衣,依次擦拭上肢→腋窝(图 6-9)→双手→胸腹部→背部→穿衣→脱裤→下肢(换水、毛巾)泡洗双足(图 6-10)→会阴部(换水、换盆、换毛巾、垫橡胶中单)→穿裤。

6. 必要时修剪病人指甲、梳发、更换被服等。

7. 协助病人取舒适卧位,整理床单位,洗手,记录。

【注意事项】

1. 护士操作时,运用人体力学原理,遵循节力原则,避免肌肉损伤。

2. 擦浴时为病人脱衣,应先近侧后远侧、先健侧后患侧,穿衣时则相反。

3. 动作轻柔,尽量减少翻动病人的次数。

4. 注意为病人保暖,保护病人隐私。

5. 操作过程中密切观察病情变化,一旦出现寒战、面色苍白、呼吸急促等症状应立即停止擦洗,并给予适当处理。

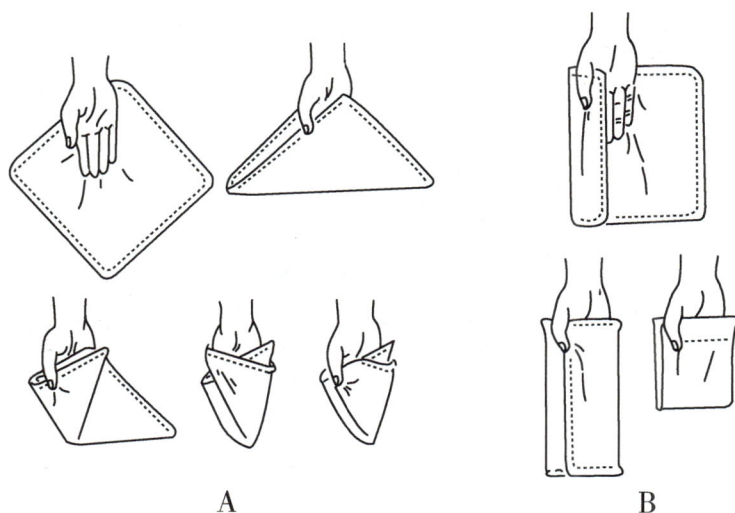

图 6-8　床上擦浴 – 包小方毛巾法

A. 手心向上将手放在方巾一角,折叠方巾对角至掌心,分别将左右角折叠到掌心;

B. 手心向上将手放在方巾一边,拇指压住方巾边缘,将方巾侧边及对边折叠到拇指下。

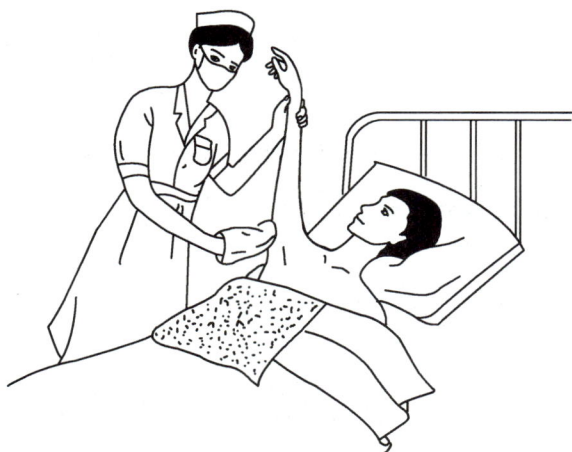

图 6-9　床上擦浴 – 腋窝擦洗法

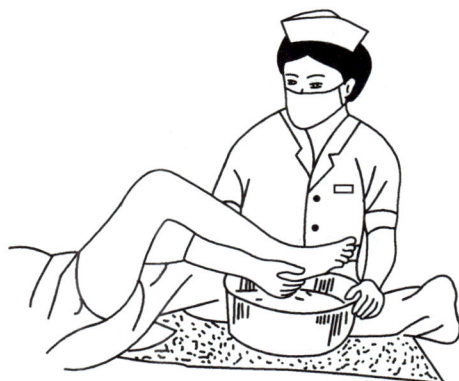

图 6-10　床上擦浴 – 泡洗双足法

6. 心肌梗死、脑外伤、心力衰竭、休克、大出血等病人禁止擦浴。

四、压 疮 护 理

压疮是由于局部组织长期受压,引起血液循环障碍,发生持续缺血、缺氧、营养不良而导致局部软组织溃烂和坏死。一旦发生压疮,不仅给病人带来痛苦,加重病情,严重时还可因继发感染引起败血症而危及生命。

(一)压疮发生的原因

1. 压力因素　压疮不仅可由垂直压力引起,而且也可以由摩擦力和剪切力引起(图6-11)。通常是2~3种力联合所致。

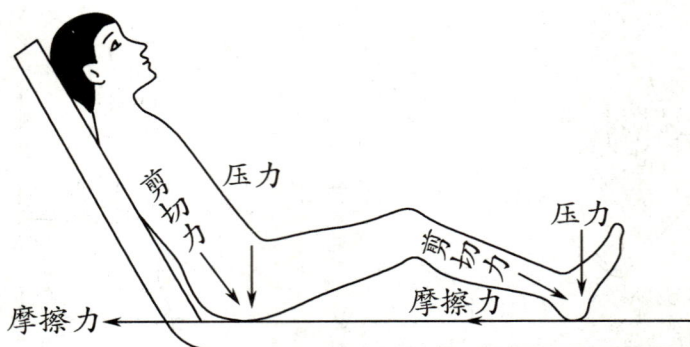

图 6-11 压力、摩擦力、剪切力示意图

（1）压力是引起压疮最主要的原因。病人长期卧床,不能自由变更体位,机体运动次数逐渐减少,不解除局部的压迫症状就会导致软组织形成压疮。

（2）摩擦力是指相互接触的两个物体在接触面上发生的阻碍相对运动的力。摩擦力作用于皮肤,损害皮肤的角质层。如衣物不整齐、翻身时拖拽等。

（3）剪切力是由两层组织相邻表面间的滑行而产生进行性的相对移位所引起的,是由摩擦力和压力相加而成。剪切力可使血管扭曲,引起局部皮肤血液循环障碍,而发生压疮。

2.皮肤受潮或排泄物持续刺激　汗液、排泄物或引流液等对皮肤有刺激性,还可使皮肤浸润、变软,导致皮肤破溃、感染,从而形成压疮。

3.全身水肿或营养不良　长期卧床病人极易营养不良或全身水肿,出现此情况,病人的皮肤变薄、皮下脂肪减少、肌肉萎缩,局部缺少肌肉保护,受压后缺血、缺氧导致压疮。

4.矫形肢体活动受限　根据病情需要使用石膏绷带、夹板或牵引时,绷带缠绕、石膏松紧不适宜或衬垫不当,则会导致局部血液循环不畅,组织缺血、缺氧发生压疮。

（二）压疮易发部位

压疮易发于无肌肉包裹、缺乏脂肪保护或肌层较薄的骨突出部位。比较典型的部位为骶尾部、髋部、坐骨结节、足跟部等。压疮的形成与卧位有着密切的关系,卧位不同,易发部位也有所不同（图 6-12）。

（三）压疮的预防

绝大多数压疮是可以预防的,关键是消除发生的原因。护士在工作中应做到勤观察、勤翻身、勤擦洗、勤按摩、勤整理、勤更换,及时发现,尽早治疗。必要时使用各种床垫,如海绵垫、气垫、软枕或水袋等（图 6-13）。

1.减轻局部组织压力,定期翻身。一般 2h 翻一次身,必要时 1h 翻一次。建立床头翻身记录卡,认真做好交接班记录。

2.避免摩擦力和剪切力的作用。

3.避免局部组织受潮刺激,及时擦洗皮肤,保持皮肤干燥,被服经常更换。

4.促进局部血液循环,每日进行关节活动、按摩来改善血液循环,促进静脉回流,起到预防压疮的作用。

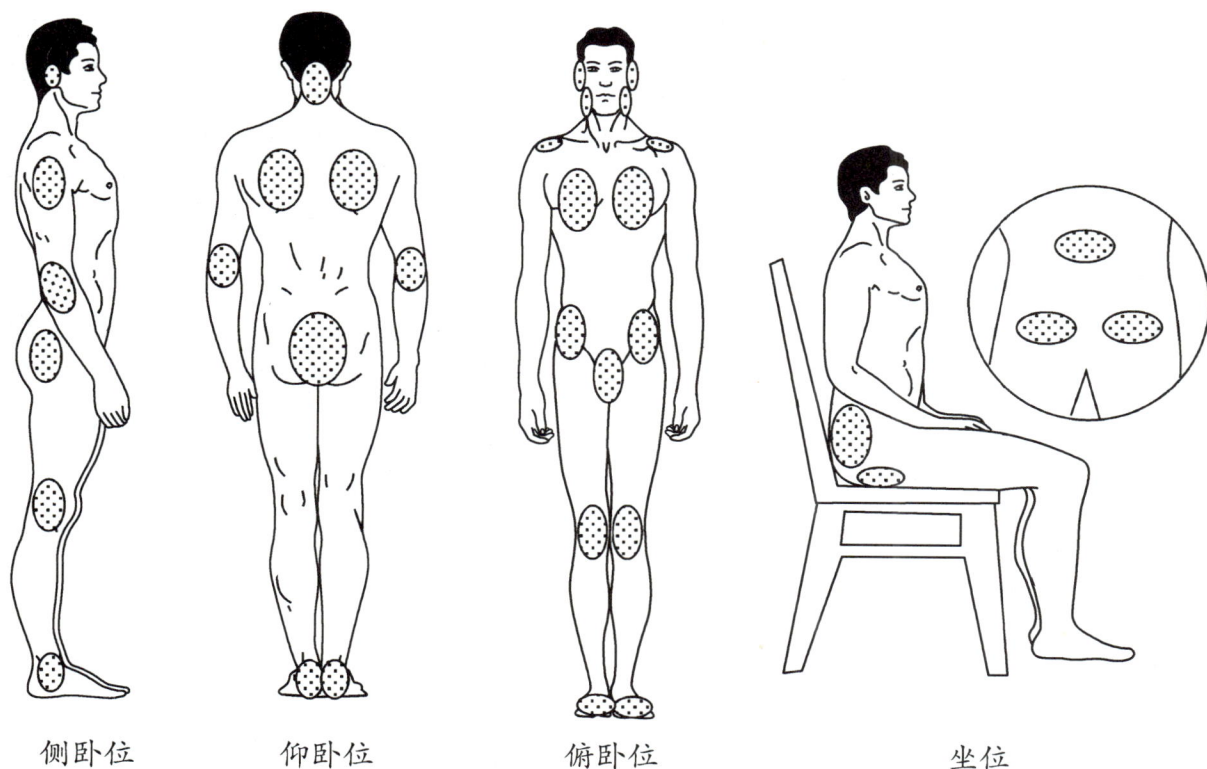

侧卧位　　　　　仰卧位　　　　　俯卧位　　　　　　　坐位

图 6-12　压疮易发部位

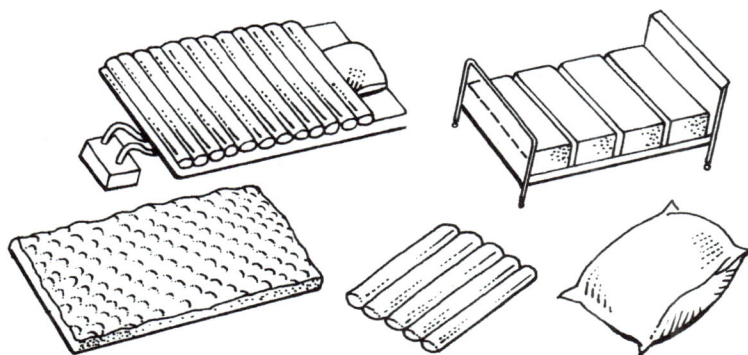

图 6-13　各种软垫

（四）压疮的分期及护理

1. 淤血红润期　表现为受损皮肤呈暗红色,伴有热、肿、麻木或有触痛等症状。解除压迫 30min 后不能恢复正常。此期间的护理要点是增加翻身次数,避免局部过度受压,可采用红外线灯或烤灯照射促进局部血液循环,保持皮肤完整性,避免压疮进一步发展。

2. 炎症浸润期　此期损伤蔓延到皮下脂肪层,受损皮肤呈紫色,皮下有硬结。皮肤有炎症渗出,形成水疱。水疱破溃后形成红润、潮湿的溃疡面。此时护理要点是保护皮肤,预防感染。如水疱较小,加盖滑石粉包扎,减少摩擦,防止水疱破裂,使其自行吸收。如水疱较大,用无菌注射器抽出疱内液体,不需要剪掉表皮,局部消毒后覆盖无菌敷料。如水疱已破溃,则应消毒创面与周围皮肤,用无菌敷料包扎。每 2h 用红外线灯照射一次,每次

10～15min。保持创面干燥,防止感染。

3. 溃疡期 此期损伤可深及皮下和深层组织,根据坏死程度可分为浅度溃疡期和坏死溃疡期。前者主要表现为表皮水疱破溃,真皮层疮面有黄色渗出液,感染后有脓液覆盖,浅表组织坏死,疼痛加剧。后者主要表现为坏死组织发黑、脓性分泌物增多有臭味。感染向周围及深部扩展,可深达骨骼,通常有潜行和窦道。如毒素和细菌侵入血液循环可并发脓毒血症和败血症。此时的护理要点是解除压迫、控制感染、清洁疮面,去除坏死组织和促进肉芽组织生长。局部伤口的护理措施:①用无菌生理盐水、3%过氧化氢溶液、0.02%呋喃西林溶液等清洗疮面。使用杀菌溶液后,需用生理盐水将药液冲净,以减少对肉芽组织的刺激。②评估疮面后,根据不同的疮面采取不同的敷料换药,如透明膜、水胶体、水凝胶等保湿敷料。保湿敷料可以创造便于新生上皮组织细胞覆盖在伤口上的适宜环境,使疮面逐渐愈合。③定期采集疮面分泌物做细菌培养及药物敏感试验,根据检查结果选择用药;还可以辅助红外线灯照射,以改善局部缺血缺氧情况,促进愈合。

🖐 知识拓展

压疮的其他治疗方法

1. 纯氧治疗 采用空气隔绝后局部持续吹氧法。用不透气的袋子罩住疮面并固定四周,使之成为一个密闭的空间,通过一个小洞向袋内持续吹氧,每日2次,每次15min。治疗完毕,根据病情暴露疮面或用无菌纱布覆盖疮面即可。

2. 胰岛素加维生素C湿敷 胰岛素8U开始起用,均匀喷洒在疮面上,如疮面较大,可以每次4U递增,并加用维生素C 0.5～1.0g敷于疮面并密封疮面。如病人患有糖尿病,则根据其血糖情况酌情处理。

3. 皮瓣移植 对大面积深度压疮或久治不愈病人而言,手术清除坏死组织、进行皮瓣移植修复压疮伤口,即缩短了伤口愈合的时间,又减轻了病人痛苦,治疗效果比较令病人满意。

五、会阴部护理

会阴护理包括清洁会阴及其周围皮肤。会阴部毛发浓密、温度高且潮湿、通风较差,而重症监护病人因自理能力缺陷,需在床上排泄,很容易滋生病菌并侵入体内。因此会阴护理尤为重要。

【目的】

1. 清洁外阴,预防生殖系统、泌尿系统的逆行感染。

2. 观察导尿管及术后伤口情况,促进伤口愈合。

【操作前准备】

1. 护士准备　衣帽整洁、洗手、修剪指甲、戴口罩。

2. 环境准备　关好门窗、调节病室温度24℃以上，环境整洁、有屏风遮挡、光线充足。

3. 病人准备　了解会阴护理的目的，理解并愿意配合。

4. 用物准备　治疗车上治疗盘内：橡胶单、治疗巾、无菌棉球、无菌纱布、浴巾、毛巾、一次性手套、纸巾、大量杯、镊子、水壶（50～52℃温水）、盖布。治疗车下：便盆或便器、生活垃圾桶、医疗垃圾桶。屏风。

【操作流程】

1. 全面评估病室环境、病人状态、护士自身以及用物，将室内温度调至24℃以上。

2. 核对病人姓名、床号、腕带，告知目的，取得配合。

3. 关闭门窗，屏风或隔帘遮挡。倒水调温，水温50～52℃为宜。

4. 协助病人取仰卧位，脱对侧裤腿，近侧腿上盖上浴巾，对侧腿用被遮盖，铺橡胶单或治疗巾。

5. 男性病人会阴部护理（图6-14）。

（1）戴手套，将中单和橡胶单置于病人臀下，擦洗大腿内侧、腹股沟等部位，浴巾擦干。

（2）从上到下、环形擦洗阴茎及阴囊。

（3）擦洗肛门时，协助病人取侧卧位，一手将臀部分开，一手用浴巾将肛门擦洗干净。

6. 女性病人会阴部护理（图6-15）。

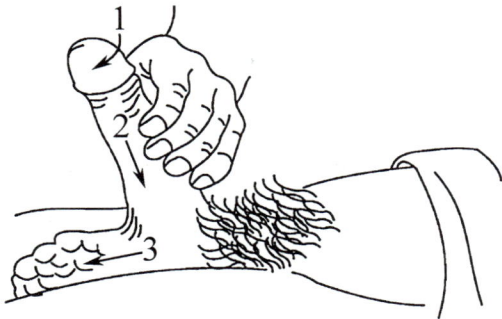

图6-14　男性会阴部擦洗法

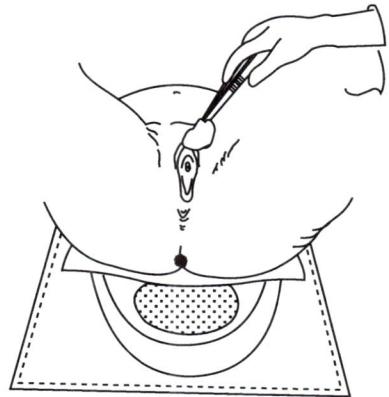

图6-15　女性会阴部擦洗法

（1）戴手套，将中单和橡胶单置于病人臀下，擦洗大腿内侧、腹股沟。

（2）用无菌棉球擦洗阴阜、大阴唇：由外向内、自上而下。

（3）分开大阴唇，同法擦洗小阴唇、尿道口、阴道口、肛门。

7. 擦洗干净后为病人整理好衣裤，协助病人取舒适卧位。

8. 整理用物及床单位，洗手、记录。

【注意事项】

1. 操作过程中,动作轻柔。每擦洗一个部位应清洗一次毛巾或更换一次无菌棉球,避免交叉感染。

2. 如病人会阴部有伤口或术后,应严格按照无菌操作进行,防止感染。

3. 不宜过多暴露病人肢体,防止受凉。注意遮挡,保护病人隐私、维护病人尊严。

本章小结

　　本章我们学习了重症监护病人的基础护理,重点是重症监护病人的营养支持及其应用、重症监护病人的口腔护理常用溶液及其作用;病人压疮的发生原因、易发部位、分期及其护理要点;难点是学会各项清洁护理操作的方法及注意事项。在学习过程中,不但要学会理论知识,还要熟练掌握护理技能的操作方法。在操作中,体现人文关怀、尊重病人。培养良好的护士礼仪、敏锐的观察力和护患沟通能力。

（邸竹音）

? 思考与练习

1. 营养支持方式有哪几种?
2. 肠内营养的适应证和禁忌证有哪些?
3. 压疮的概念及分期。

第七章 | 重症监护病人的心理护理

07 章 数字内容

学习目标

1. 具有良好的护患交流和医护团队合作的职业素养;关爱病人,保护病人隐私的意识。
2. 掌握重症监护病人心理护理的具体措施。
3. 熟悉重症监护病人心理护理的原则。
4. 了解重症监护病人的心理反应。
5. 学会重症监护病人心理护理方法,能正确实施心理护理措施。

工作情境与任务

导入情境

王某,男性,42 岁,因车祸致急性呼吸窘迫综合征入 ICU。病人神志清楚,血压 120/80mmHg,呼吸频率 30 次/min,动脉血氧分压 5.3kPa(40mmHg),动脉二氧化碳分压 6.7kPa(50mmHg),血氧饱和度 75%,面罩吸氧后无改善。经紧急抢救,呼吸机辅助呼吸 5d 后,病人呼吸情况好转,准备撤离呼吸机。病人得知要撤机时,很焦虑,面部表情紧张(皱眉、目光游移),频频摆手示意不要撤机。

工作任务:

1. 对该病人存在的主要心理问题进行分析。
2. 对该病人进行正确的心理护理。

第一节　重症监护病人的心理反应

重症监护病人,由于起病急,病情变化快,并发症多,生死存亡往往发生在瞬息之间,其心理变化与一般病人有所不同。有调查显示,ICU 中约有 80% 以上的病人会发生不良心理反应,且这些心理反应受多种因素的影响。严重的心理反应甚至可能使病情恶化。因此,充分认识重症监护病人的心理反应是非常有必要的。

一、常见的不良心理反应

重症监护病人病情凶险,应激心理反应强烈而且复杂。各种重症监护病人的心理反应存在一定的共性规律,常见表现如下:

(一)极度恐惧与焦虑

极度恐惧与焦虑多发生于初入院的 24～48h。重症监护病人多是突然起病,或突然遭受意外,或在原来疾病的基础上病情加重,救治困难,随时处于死亡威胁之中,常表现出极度的紧张、恐惧。急诊入院的病人因突然离开熟悉的环境和亲人,所接触的人和环境都是陌生的,易产生分离性焦虑;伤残病人,因自我完整性受损,担心将来影响工作和生活,易产生阉割性焦虑。

(二)否认

入住 ICU 的病人,约半数以上会产生心理否认反应,多数病人在 24h 后开始出现,第72～96h 达高峰。这类病人经抢救后病情好转,急性症状初步控制,表现为否认有病,或认为自己的病很轻,不需住院监护治疗。

(三)孤独与忧郁

ICU 的病人因与外界隔离、家属探视时间短、医护人员忙于抢救工作而与其沟通的时间少,易产生沟通交流障碍。在这种环境里,病人病情稍有好转就会产生孤独感。加之病房内各种抢救器械,如呼吸机、吸痰器、监护仪等,也容易使病人触景生情,感到自己病情严重,担心不能好转,忧虑工作、家庭、生活,从而产生忧郁。表现为消极压抑、悲观失望、自我评价降低、孤僻寡言,常感到孤立无助。

(四)情绪休克

意外创伤给病人造成的心理打击,通常比疾病本身更为严重。特别是在受伤早期,病人对这种毫无先兆、突如其来的意外伤害完全没有心理准备,几乎无法面对现实。在这种超强应激源的作用下,病人在经过短暂的应激状态后,其心理防御机制濒临崩溃,部分病人可持续数日处于"情绪休克期"。表现为异常的平静与冷漠、表情木然、少言寡语,任由医护人员救治,对各种医疗处置的反应平淡、无动于衷等。

(五)愤怒与敌对

重症监护病人,对自己的预后抱有期望,希望能很快康复。但是医护人员紧张忙碌的身影、严肃的表情和各种监护治疗仪器的使用,一次次打破病人的希望,认为自己受伤或患病是不公平的。担心自己的前途及事业可能受到影响,使病人自制力下降,产生愤怒,并通过心理防卫机制的转移作用产生敌对行为,将怒气向家人、医务人员发泄。病人多面带怒容、双眉紧锁,由于愤怒可表现出尖叫。

（六）依赖与退化

依赖与退化常发生于重症监护病人治疗的恢复期。长期机械通气的病人,习惯于被动辅助通气,多对机械通气有依赖的心理,对脱机有恐惧感,对普通病房医护人员的技术缺乏信任,担心疾病复发或加重,对 ICU 产生依赖心理,结果病人产生焦虑反应,常表现出行为幼稚退化,有希望得到全面照顾的倾向。

（七）监护室综合征

监护室综合征是指病人在 ICU 监护过程中出现的以精神障碍为主,兼具其他表现的一组综合征。可加重病人的现有疾患,造成不良预后,其主要表现为谵妄、思维紊乱、情感障碍、行为异常和自我形象紊乱等。

二、常见不良心理反应的原因

（一）由疾病本身或治疗所致

很多疾病不仅会对病人的躯体功能造成影响,还会对病人的精神状态造成影响。如呼吸困难的病人,常伴有烦躁不安、焦虑、恐惧等不良心理反应。在对重症监护病人实施治疗的过程中,某些药物可以影响病人的脑功能,导致他们出现一些不良心理反应。某些治疗如气管插管等,影响病人的语言表达,易导致心理上的不安全感甚至恐惧感。

（二）由病室环境所致

ICU 的环境,或繁忙,或静谧,都可能对重症监护病人心理造成较大的压力。在繁忙、嘈杂的病室环境中,病人终日看到的是密集的监护与治疗设备、监护光信号、昼夜不灭的灯光及医护人员忙碌的身影,这些紧张的氛围造成了病人的视觉超负荷;病房中存在多种噪声,如呼吸机、监护仪、输液泵发出的报警声,以及工作人员的走路声、说话声等,均会引起病人听觉超负荷;从而导致病人生物钟节律紊乱、睡眠不足和身心极度疲乏,出现不同程度的焦虑、烦躁等心理反应。

（三）由疾病认知所致

大部分重症监护病人,由于对凶险的病情缺乏心理准备,认为自己病情严重会危及生命,因此,产生十分明显的恐惧感和威胁感。对疾病的经历和认知水平可使同样疾病、相似严重程度的病人产生截然不同的心理反应。同样,对疾病的错误认知也能引起不良心理反应。

第二节　重症监护病人的心理护理

在对重症监护病人施以有效救治的同时,必须进行有效的护患沟通。了解病人的心理状态,以便对病人实施心理护理,使病人能获得良好的心理支持,在稳定的情绪状态下,最大限度地发挥主观能动性,与医护人员密切合作,保障各种监护措施有条不紊地实施,促进病人的康复。

心理护理的概念

有意识心理护理:即狭义的心理护理,是指护士主动地运用心理学的理论和技术,通过设计的语言和行为,积极影响病人的心理状态和行为,使其获得最佳心理状态的过程。

无意识心理护理:即广义的心理护理,是指护士在护理过程中,随时可能对病人心理状态产生影响的一切言谈举止。要求护士了解其在护理程序中自身的言谈举止,并以积极影响病人的心理状态为准则,避免随意言行可能给病人身心造成的不利影响。

一、心理护理的原则

重症监护病人的心理状态千差万别,复杂多变,疾病不同阶段的心理反应也有所差异。在实施心理护理时,应注意以下几个原则:

(一)尊重原则

在对重症监护病人实施心理护理的过程中,护患双方应是一种相互平等的关系。护士应以真诚友善的态度对待病人,尊重病人,应一视同仁、公平对待病人,不能因病人的性别、职业、文化程度、经济情况等不同而区别对待。

(二)服务原则

心理护理作为重症监护病人护理工作的重要部分,与其他护理工作一样具有服务性。护士应以服务的观点为病人提供关心和支持,以满足病人合理的身心需要。

(三)针对性原则

对重症监护病人实施心理护理不能千篇一律,护士应先了解病人的心理反应和影响病人心理反应的因素,针对导致病人不良心理反应的原因,有针对性地进行心理护理。

(四)治疗性原则

重症监护病人的心理护理可与救护处置同时进行。在情况允许时,护士可边观察,边了解病人的心理反应,或边实施操作边扼要说明意图,以达到消除病人疑虑,取得良好配合之目的。实施心理护理,必须符合病人对治疗疾病、恢复健康的迫切要求,必须与治疗措施紧密配合,不能有损于病人身心健康和有悖于治疗原则与目的。

(五)抓主要矛盾原则

对重症监护病人实施心理护理时,护士应根据病人病情的轻重缓急,首先处理紧急的、严重危害病人身心健康的心理反应。

（六）共情原则

在实施心理护理过程中,护士应主动与病人进行"心理换位",想方设法使病人在心理上尽快适应急危重情况。

🖐 知识拓展

心理护理的意义

随着"以人的健康为中心"的整体护理模式的建立,护理工作更加注重满足个体的合理护理需要,注重心理社会因素对个体健康的影响。因此,心理护理在临床护理实践中逐渐凸显出其重要性。主要意义如下:

1. 有利于调整病人的心理状态,消除其不良心理反应,使之维持最佳状态。
2. 有利于建立良好的人际关系,使病人适应医院环境,增加其对医护人员的信任。
3. 有利于调动病人的主观能动性,从而积极主动地进行"自我护理"。
4. 有利于护士不断进行自我调控,培养良好的心理素质,从而更好地完成护理工作。
5. 有利于整体护理的开展。

二、心理护理的措施

重症监护病人的心理护理是在护士与病人相互交往中进行的。通过护士的心理护理知识与技能,改善病人的心理状态与行为,使之有利于身心康复。

（一）稳定病人的情绪

对于重症监护病人,时间就是生命,必须分秒必争,尽快救治。同时也应牢记,这类病人情绪反应强烈,而情绪对疾病又有直接影响,因此,稳定病人的情绪是不可忽视的重要工作。

（二）心理支持

心理支持是指采用各种心理治疗方法,在心理上给病人以不同形式的和不同程度的支持。护士通过使用积极的语言表达、动作表现、情绪感染直接影响病人的内心世界,使病人产生一种积极获得健康的内在驱动力,或者使那些心理处于极度矛盾和困惑的病人解脱,心态趋于平和。

（三）加强非语言交流

对于失去了语言表达能力的病人,护士要加强非语言交流,掌握一些特殊的非语言沟通技巧,提高非语言沟通能力。如学会用眼、表情、手势、动作以及实物照片、会话卡、纸和笔去"听和说",通过对病人表情、手势、口型的观察,来判断病人所需要表达的意图。

（四）提高病人对疾病的认知能力

帮助病人客观地看待自己的病情,以客观合理的认识和信念来取代不合理的信念和态度。只有建立健康的信念与态度,才能产生健康的心理。

(五)消除依赖心理

对即将离开 ICU 而又产生心理依赖的病人,护士一方面要做好说服解释工作,使病人知晓自身疾病已经缓解;另一方面不应对原治疗方案突然停止,要制订强化治疗和预防复发的治疗护理措施,以解除病人后顾之忧。

(六)运用放松训练减轻焦虑

放松训练的目的是使病人达到一种主观的安静状态,以逐渐产生安详和轻松的感觉。这样的状态可以抗衡可能引起的焦虑情况。常用的放松训练方法包括深呼吸放松法、肌肉放松法、想象放松法、音乐放松法等。

本章小结

本章学习重点是重症监护病人心理护理的原则和措施。学习难点为重症监护病人常见的不良心理反应和常见不良心理反应产生的原因。在学习过程中注意比较几种重症监护病人常见不良心理反应的区别,注重从疾病的不同阶段进行区分;理解重症监护病人心理护理的措施,提高运用知识解决问题的能力。

(郑闪闪)

? 思考与练习

1. 重症监护病人可能存在的心理问题有哪些?
2. 重症监护病人心理护理的原则是什么?
3. 护士应如何对重症监护病人进行心理护理?

附　录

实 训 指 导

实训一　多功能监护仪与输液泵的应用

一、多功能监护仪

【实训目的】

1. 熟练掌握多功能监护仪的操作步骤。

2. 培养学生分析多功能监护仪的各项参数所提示的临床意义。

【实训前准备】

1. 环境准备　ICU 的工作环境从投入使用之日起即已固定。每次接收新病人无需特殊准备,但流动使用的床旁监护仪在进行监护之前,则需要进行环境准备。首先,病床周围须有足够空间,以满足仪器安放和医护人员抢救病人的需要,为此,床旁所有杂物必须移除。其次,在床头左侧准备 1 个床头柜或小推车,作为摆放监护仪之用。

2. 用品准备　备好心电导联线、一次性纽扣式电极、血氧饱和度探头、血压计袖带、乙醇棉球、剃须刀等物品。

3. 病人准备　如病人神志清醒,在监护开始之前须进行必要的解释说明,缓解病人恐惧心理,取得病人理解支持。告诫病人不要抓扯导联线和电极。

4. 仪器准备　将心电导联线、血压计袖带、血氧饱和度探头分别插到监护仪相应插口,再把 5 个一次性纽扣式电极片分别接到 5 个导联线上;打开监护仪电源开关,仪器进入自检,15s 后通过自检,进入备用状态,并开机待命。病人进入监护病房,将各种探头、电极正确安放到病人身上规定位置即可进行监护。

【过程与方法】

监护仪在使用前安装调试时,已对各监护参数的报警上下限进行设定,无需在每次开机时重新设定,但如有必要也可根据病人具体情况进行调整。

1. 各参数监测步骤

(1)心电、呼吸监测胸导联法操作步骤及要点

1)临床心电、呼吸监护通常采用胸部 5 导联法。具体位置:右上(RA)在胸骨右缘锁骨中线第一肋间;右下(RL)在右锁骨中线剑突水平处;中间(C)在胸骨左缘第四肋间;左上(LA)在胸骨左缘锁骨中线第一肋间;左下(LL)在左锁骨中线剑突水平处。

2)解开病人上衣,暴露胸、腹部。用电极片上所附砂纸片磨去电极安放部位皮肤角质层,必要时用乙醇清洗,体毛多者须剔除。

3）将电极牢固地粘贴在上述部位。

4）电极安放完毕，监护仪即自动显示心电、呼吸的波形和数值。

（2）无创血压监测操作步骤及要点

1）根据病人臂围大小选择合适袖带。

2）袖带气囊中间部位正好压住肱动脉。

3）将袖带缠于上臂，气囊下缘应在肘弯上 2.5cm，做到平服紧贴。

4）按下无创血压测量键，启动无创血压测量，设定无创血压测量间隔时间。

（3）血氧饱和度监测操作步骤及要点

1）选取手指、脚趾、耳垂等部位安放血氧饱和度探头。

2）选用手指或脚趾时，应将电极有光源一面放置于病人指（趾）甲背面，避开灰指甲、涂有指甲油或指甲过长的手指。

3）传感器安放完毕，监护仪自动显示血氧饱和度及脉率数值，同时显示测量部位小动脉内血流容积波形。

2. 结束步骤　根据病人病情，医生下达停止重症监护医嘱，护士即可结束监护。

（1）关闭监护仪电源。将探头从病人胸壁取下，然后将其从导联线上卸下，并按医疗垃圾进行处理。再用乙醇清洁病人皮肤，从病人身上取下探头时动作轻柔，以免产生疼痛。

（2）将血压计袖带及血氧饱和度探头从病人身上卸下。将传感器及其连接管、线从监护仪上取下。

（3）记录做好监护治疗过程中，监护时间、仪器运行情况，以及病人各项监测指标及体征变化、治疗效果等记录。

3. 清洁保养

（1）监护完毕，关闭主机。断开电源。待设备完全冷却后，用抹布擦拭监护仪外壳表面，为不损坏仪器，要使用干净柔软的棉质抹布。

（2）对屏幕进行清洁，可用抹布轻轻擦拭，如表面灰尘较多不易擦干净，也可用蘸有中性清洁剂棉球擦拭，再用抹布将其抹干。

（3）血压计袖带的外套用水冲洗、消毒，然后晾干。心电导联线和血氧饱和度探头连接线可用抹布蘸肥皂水或乙醇抹干净，但不宜将其直接放在水中清洗，以免损坏血氧饱和度探头、使导联线生锈。

【实训报告】

1. 写出使用监护仪的操作步骤。

2. 列出各项参数提示的意义。

二、输液泵

【实训目的】

1. 学会正确使用输液泵。

2. 能针对输液泵报警问题进行分析和处理。

3. 培养学生对输液泵病人的沟通能力。

【实训前准备】

1. 环境准备　安静、整洁、舒适。

2. 用品准备　根据输液泵机型和输入药液的要求选择输液泵管；遵医嘱准备药液等，并核对无误。

3. 病人准备　向病人简要解释输液泵工作原理,说明输液量、输液速度的重要性;在使用过程中,可能会出现报警;告知不可随意操作或搬动输液泵。

4. 仪器准备　检查输液泵各功能及报警系统是否处于良好工作状态;核查输液泵管在有效期内。

【过程与方法】

1. 稳妥放置输液泵

（1）使用输液泵背面"固定夹",将输液泵固定于输液架或病床旁（可纵向固定在输液架上或横向固定在床旁）,确认设备已正确定位、稳妥放置,接通电源。

（2）按无菌操作技术要求配制液体,连接输液泵管,将药液瓶（袋）倒挂于输液架,悬挂位置要保证输液瓶（袋）底部不低于输液泵。

（3）挤压滴管使药液迅速流至滴壶内 1/3-1/2,抬高滴管下端的输液泵管,松开流速调节器（螺旋夹）,手持针栓部缓慢放下输液泵管,见少量液体流至小药杯内,使输液泵管内气体一次排尽。关闭流速调节器。

2. 输液泵管固定于输液泵管道槽

（1）开启电源开关,打开泵门,将输液泵管软管部分按从上往下的方向,正确固定在输液泵管道槽中。

（2）关闭泵门,再次检查输液泵管内有无残留气体,协助病人取舒适卧位。

（3）将滴数监测传感器夹在滴壶上,用固定架固定输液壶。

（4）按下开关键,仪器进行自检,同时屏幕显示自检项目,自检后,绿色主电源或黄色电池指示灯点亮,伴随短促声。

3. 设定输液泵各参数　遵医嘱用数字键设定输液速度和预订输液量。

4. 行静脉穿刺　输液泵管与穿刺针相接,选择血管进行穿刺并固定（同输液操作程序）。

5. 进行输液　按开始键,开始输注液体。同时,密切观察监护输液病人,了解输液效果。

6. 结束步骤

（1）按下停止键,停止输注液体;关闭输液泵管流速调节器;按下门锁,开启泵门,由下至上摘除输液泵管;将数字调至 0 位,按压开关键 2s,关闭输液泵。

（2）做好输液工作记录、清理用物、整理床单位。

7. 清洁保养

（1）输液泵外壳用微湿干净软布擦拭;滴速传感器用无水乙醇清洁,避免任何液体渗入泵内;内部蓄电池每月至少 1 次进行充放电,以防电池老化。

（2）定期消毒灭菌,以防交叉感染,可采取 5% 氯己定、2.25% 戊二醛或 10% 氯化苄烷胺清洁液擦拭仪器。

【实训报告】

1. 写出使用输液泵的操作步骤。

2. 列出各项参数报警的原因及处理。

（战明侨）

实训二　心电图机的应用

【实训目的】

1. 学会正确使用心电图机。
2. 能针对各种异常心电图进行分析。
3. 培养学生对病人进行宣教和沟通能力。

【实训前准备】

1. 环境准备　心电图室应隐蔽、通风、向阳、室内温度可调节;诊断床宽度应大于80cm;远离电磁干扰;避免不必要人为干扰因素,保护病人隐私。
2. 用品准备　电源线、地线、导联线、心电图纸、导电膏或乙醇、棉签等。
3. 病人准备　做好解释工作,消除病人紧张心理;病人在准备检查前应充分休息;清洁病人电极放置部位的皮肤或剃毛。
4. 仪器准备　心电图机、电源电压应在220V±10%范围内;需要良好可靠接地;妥善连接导联线和准确安放12导联心电图电极或18导联心电图。

【过程与方法】

1. 配合病人解开上衣,取仰卧位,平静呼吸,放松肢体。
2. 连接地线和导联线心电图机与地线接口连接;导联线与心电图机相连。
3. 安放导联电极严格按国际统一标准,准确安放12导联心电图电极或18导联心电图,必要时加做其他胸壁导联。按规定要求正确安放肢体导联电极和胸前导联电极。肢体导联电极板安置于上肢腕关节屈侧上方1寸处,下肢在内踝上部3寸附近,电极板与皮肤接触处涂抹导电膏或生理盐水。
4. 打开主机接通主机电源,电源指示灯亮,仪器预热2~5min。
5. 开始检测从"准备"转入"检测",检查描笔位置;按1mV定标电压键,检查方波振幅距离。为减少肌电和交流电干扰,应选择滤波状态。
6. 检测结束,选择导联,描记心电图。依次描记的顺序是 Ⅰ、Ⅱ、Ⅲ、aVR、aVL、aVF、V_1、V_2、V_3、V_4、V_5、V_6导联。一般每个导联分别记录3~6个完整的心动周期。当用手动方式记录心电图时,每次切换导联后,须待基线稳定后再启动记录纸。
7. 结束步骤

（1）检查完毕,关闭电源;小心移开导联线;当使用吸附式电极时,应挤压吸球消除负压后再取下电极。

（2）取下心电图记录,标记姓名、年龄、诊断、检查日期和时间、导联名称。

（3）擦干净病人胸前导电糊,协助病人穿衣服;询问病人感受,做出检查评价;整理床单位和用物。

8. 清洁保养

（1）使用前要充分预热。在室温20℃时,可连续使用4h左右;气温较高时,应适当限制连续使用时间或调节室温。

（2）使用时切忌用力牵拉或扭折导联电缆的芯线,收藏时应盘成直径较大的圆环,或悬挂放置,避免扭转或锐角折叠。

（3）使用完毕,心电图机和导联线要用纱布沾上水或乙醇等液体擦洗后,用干纱布擦干,防止交叉感染。禁止使用强氧化溶剂擦拭或浸泡。

（4）定期充电,避免高温、日晒、受潮、撞击,用毕盖好防尘罩。

【实训报告】

1. 写出使用心电图机的操作步骤。

2. 列出常见心律失常的心电图表现。

（战明侨）

实训三　呼吸机的应用

【实训目的】

1. 学会正确使用呼吸机。

2. 能针对病人病情和血气分析调节适当的模式和参数。

3. 培养学生分析呼吸机报警常见的原因。

【实训前准备】

1. 环境准备　病房安静舒适,保持适宜温湿度,禁摆鲜花,禁用手机;备好床单,选择呼吸机安放位置;呼吸机治疗病人病床应妥善安置。

2. 用品准备　清点备齐呼吸机附件,包括外管路系统附件有硅胶或塑料螺纹管 5～6 根、"Y"形管道接头、集水杯 2 个、湿化罐、加温器、雾化管道、细菌过滤器、管道支架、管道固定夹、各种直或弯的管道接头等;清点备齐其他附件包括模拟肺、多功能电源插座、高压氧气管、减压表、无菌蒸馏水、无菌纱布、仪器使用登记本等。

3. 护士准备　呼吸机治疗前,应详细做好以下工作。

（1）着装规范,洗手,戴口罩。

（2）核对病人姓名、住院号、床号;确定病人年龄、体重、诊断。

（3）明确判断病人是否具有机械通气指征;根据病情选择人工气道建立方式;对有明确机械通气指征病人,判断是否具有机械通气相对禁忌证,如有相对禁忌证,须首先进行必要的治疗前处理。

（4）进行机械通气前,需履行治疗前告知义务,尽可能详尽地告知病人或家属机械通气治疗目的、并发症或不良影响。对神志清楚病人要进行心理护理,增强自信心和安全感,教会配合方法。

4. 仪器准备　根据不同病人、病情及呼吸机治疗时间等具体情况,选择合适的呼吸机;当呼吸机确定后,正确连接好呼吸回路,接通气源和电源。

【过程与方法】

1. 评估病人

（1）评估病人生命体征,包括心率、心律、呼吸、血压、血氧饱和度。

（2）评估病人意识及瞳孔变化。

（3）评估病人气管插管深度和固定情况。

2. 连接湿化器

（1）打开湿化器外包装,安装湿化器。

（2）打开无菌蒸馏水瓶盖,消毒瓶口,加蒸馏水至湿化器水位线。

3. 连接呼吸机管路

（1）打开呼吸机管路外包装，用单根短管路连接呼吸机送气口和湿化器，将四根管路按要求连接成一呼吸回路，分别与湿化器、呼吸机出气口连接。

（2）打开模拟肺外包装，连接模拟肺和呼吸机管路。

（3）将连接好的呼吸机管路置于专用支架上。

4. 呼吸机自检

（1）连接电源，打开主机开关，呼吸机进行自检。

（2）打开湿化器开关，调节湿化器温度。

5. 设置参数

（1）选择呼吸机模式为同步间歇指令通气。

（2）确定每分钟通气量（MV）；根据预设每分钟通气量设置潮气量（VT）、呼吸频率（f）和吸呼比（I/E）；确定吸入氧浓度（FiO_2）；确定呼气末正压（PEEP）。

（3）设定气道压力、每分钟通气量、吸入氧浓度的报警限；调节触发灵敏度等。

（4）设定好呼吸机各项工作参数后，观察呼吸机运转是否正常。观察时间为 2min。

6. 监测病人

（1）呼吸机运转正常后，将呼吸机与病人的人工气道连接。

（2）密切监护病人呼吸情况和相应监测指标，随时调整呼吸机参数。

（3）通气 30min 后进行血气分析。

7. 撤机　当导致呼吸机支持的病因去除，符合撤机条件时，可撤离呼吸机。

（1）准备撤机前，调整病人舒适体位，备好急救物品，床旁监护生命体征。

（2）清除病人呼吸道分泌物，解除呼吸道平滑肌痉挛和喉头水肿；停用所有影响呼吸的药物；进行心理护理，解除忧虑恐惧，鼓励病人配合撤机。

（3）进行 3min 自主呼吸试验，如病人可保持自主呼吸 30min，达到撤机标准，即可撤离呼吸机，除去人工气道。

（4）关机程序：关闭呼吸机主机－关闭空气压缩机－关闭氧气气源－断开电源；按规定程序卸下所有管道和配件，清洁消毒。

（5）记录治疗：做好呼吸机应用治疗过程中，治疗呼吸机机型、时间、模式、参数、运行情况等，以及病人各项监测指标及体征变化、治疗效果等记录。

8. 清洁保养

（1）清洁

1）主机外壳表面每日清洁擦拭 1 次。空气压缩机外壳、支架等，用软湿布擦净表面污物。空气过滤网每 48～72h 清洁 1 次。

2）依操作规定要求，拆卸呼吸机管道。彻底清洗接触病人呼出气体的管道、加温湿化器、雾化器和呼气阀等，将分泌物、痰痂、血渍和其他残留物彻底清除。

3）加热湿化器电器加热部分、温控传感器探头金属部分，需用清洁软湿布擦净备用。清洗主机空气过滤网，烘干备用。

（2）消毒

1）呼吸机管路 72h 更换 1 次，湿化器 24h 更换 1 次。

2）呼吸机使用后及时消毒,主机外壳、空气压缩机外壳、支架等,一般用含氯制剂消毒液软布擦洗。

3）各传感器不能清洗和浸泡消毒,可用 70% 乙醇棉球轻拭,晾干备用。

4）呼吸机管路送供应室消毒。

（3）保养

1）呼吸机内部不可拆卸电子组件,其表面灰尘可用小功率吸尘器轻轻吸除或用专用吸球轻轻吹气去除,由专业技术人员定期维护和保养。

2）定期检查更换配置易耗品,例如氧电池、呼吸活瓣、气囊、细菌滤过器等。内置电池及时充电,以备停电时正常使用。

3）正确掌握开关机操作程序。定期通电试验,检查功能。一般是在使用前、后,待机状态每周 1 次。严禁呼吸机带故障工作。

4）待机状态时用机罩保护防尘,存放位置应清洁、整齐,保持一定温度（不超过 35℃）和湿度（不超过 75%）,定期通风,做到防尘、防潮、防震、防腐蚀。

5）建立呼吸机使用登记档案,设随机操作程序卡和维护保养卡,包括呼吸机使用程序、清洁消毒、功能测试、使用起止日期、性能状态、使用维护者签名等。

【实训报告】

1. 写出使用呼吸机的操作步骤。
2. 列出呼吸机使用注意事项。

（战明侨）

实训四 电除颤器的应用

【实训目的】

1. 学会正确使用电除颤器。
2. 能针对病人出现的异常心电图进行电除颤器模式选择。

【实训前准备】

1. 环境准备 环境整洁安全,温度 18～22℃;相对湿度 55%～65%。

2. 用品准备 除颤器、导电胶、心电监测导联线及电极、抢救车、乙醇纱布、吸氧、吸痰装置等,检查除颤器性能,并处于功能位。

3. 病人准备 去枕平卧于硬板床,将胸前衣物解开并移走其他异物,特别是金属类物品如项链、衣扣等。准备电击除颤的同时,做好心电监护以确诊室颤。

【过程与方法】

1. 病人配合 病人平卧于绝缘木板床,取仰卧位或右侧卧位,解开上衣,暴露胸腹部。

2. 打开主机 操作者站在病人右侧,连接心电导联线,打开除颤器电源开关,启动心电仪监测病人心电图。

3. 选择电复律方式 根据病人情况选择心脏电复律方式。心脏停搏、心室颤动选用非同步电除颤;心房扑动、室上性心动过速等心律失常选用同步电复律。

4. 电极处理　在电极板表面涂以适量导电糊或加用盐水浸湿的纱布垫,保证电极板与病人皮肤接触良好。临床常用凝胶状垫片及一次性自动黏附式电极。

5. 电能量设定及充电　选择所需电能量(单向波能量选择 360J,双向波 200J),对除颤器进行充电。

6. 放电除颤　将电极板置于病人胸部正确位置(负电极:胸骨右缘第 2 肋间,正电极:心尖部),施加适当压力,使其与病人皮肤紧密接触,双手同时按下放电按钮进行放电,放电前必须确定已无人接触病人及病床。

7. 放电后观察　放电后立即观察病人心电示波,继续进行有效的心肺复苏术。如除颤未成功,可再次除颤,同时寻找失败原因,并采取相应措施。

8. 结束步骤

(1) 操作完毕,切断电源;将能量开关回复至零位;擦干病人胸前、电极板的导电糊;电极板放回原处。

(2) 置病人于舒适体位。监测记录病人心率、心律;遵医嘱用药。

(3) 整理床单位,清理用物。

9. 清洁保养

(1) 用 90% 乙醇、中性肥皂水清洁仪器外表,严禁液体流入机内。

(2) 每次使用后,彻底去除电极板上导电糊,保持电极板清洁,并消毒处理。

(3) 复苏治疗结束后,用软布清洁仪器外表、电极板、电线和电极。

(4) 蓄电池及时充电,每日开机测试仪器性能,保持备用状态。

【实训报告】

1. 写出使用除颤器的操作步骤。

2. 列出使用除颤器的注意问题。

（战明侨）

实训五　经外周静脉置入中心静脉导管的护理

【实训目的】

1. 通过练习掌握 PICC 导管置管病人的护理。

2. 能针对 PICC 导管置管制订护理措施。

3. 培养学生灵活处理置管中及置管后问题的能力。

【实训前准备】

1. 教师准备　案例编写、下发,带教人员准备,实训场所准备。

(1) 案例准备:病人,男性,47 岁。因"重症急性胰腺炎"收入 ICU 治疗,病程中病人呼吸困难,心率增快,血压不稳定,少尿等。拟予 PICC 置管。

(2) 带教人员准备:确定带教人数,集体备课,统一带教内容与要求。

(3) 实训场地准备:模拟病室场景,环境安静、清洁、温湿度适宜,无对流风。

2. 学生准备　着装整洁(衣、帽、鞋)、洗手、戴口罩、剪指甲;复习 PICC 相关知识,认真阅读老师下发案例及查阅相关资料;划分实训小组,选出小组负责人,根据教师指定案例,分配情境角色。

3. 用物准备

(1)治疗盘,0.5%安尔碘,75%乙醇,0.9%氯化钠 500ml,2~5U/ml 肝素生理盐水 500ml,无菌手套 2 对,止血带 1 根,软尺 1 根,胶布,注射器及弯盘 1 个。

(2)PICC 穿刺包:血管钳 1 把,无菌纱布 10 块,小药杯 2 个,镊子 2 把,透明敷料 1 张,治疗巾 2 块,洞巾 1 块。

(3)PICC 套件:PICC 导管,穿刺针及插管鞘,连接器,肝素帽,固定翼。

(4)手术衣 1 件。

(5)医嘱本。

(6)必要时备:2%利多卡因 1 支,弹力带。

【过程与方法】

1. 教师讲解本次实训的目的、要求及操作流程。

目的:掌握 PICC 导管的护理措施。

要求:熟悉 PICC 置管的操作流程。

操作流程:

(1)核对解释及评估病人:①核对病人床号、姓名;向病人解释置管目的,安抚病人,取得配合。②询问了解病人的身体状况,出凝血情况。评估病人局部皮肤组织及血管条件。

(2)选择静脉:可选择贵要静脉、肘正中静脉、头静脉或腋静脉。

(3)测量定位:应用上腔静脉测量法。①测量导管尖端所在的位置,测量时手臂外展 90°,从预穿刺点沿静脉走向量至右胸锁关节再向下至第 3 肋间;②测量上臂中段周径(臂围基础值)。

(4)建立无菌区,备肝素帽:①将 1 块无菌治疗巾和止血带垫在病人手臂下;②穿无菌衣、戴无菌手套;③准备肝素帽、抽吸生理盐水备用。

(5)消毒穿刺点:助手协助将安尔碘倒入小药杯。①以穿刺点为中心消毒,消毒直径为 20cm,两侧至背缘,共消毒 3 遍,待 2min 消毒剂自然干燥;②铺无菌巾和洞巾;更换手套。

(6)预冲导管管路:预充导管、连接器、减压套筒和肝素帽。

(7)实施静脉穿刺:①助手在消毒区外扎止血带显露血管;②穿刺者一手固定皮肤,另一手以 15°~30° 进针,有回血放低穿刺针进针角度,与静脉平行推进 1~2cm;③一手保持针芯位置,另一手推进插管鞘。

(8)撤出穿刺针:①助手松开止血带;②术者左手示指固定导入鞘避免移位;③中指轻压在套管尖端所处的血管上,减少血液流出;④右手从插管鞘中抽出穿刺针。

(9)置入 PICC 管:①左手拇指和示指固定插管鞘,右手将 PICC 管匀速缓慢通过插管鞘置入静脉;②至腋静脉时,嘱病人向静脉穿刺侧偏头并将下颌尽量贴近肩部。

(10)撤出导管鞘:插管至预定长度后在鞘的末端处压迫止血及固定导管,同时撤出插管鞘。

(11)撤出导引钢丝:一手固定导管,一手移去导丝,移出导丝时,动作轻柔。

(12)修剪外留导管长度及安装连接器:剪裁外留导管长度为 5cm,安装连接器。

(13)确定回血和封管:①用生理盐水注射器抽吸回血,并注入生理盐水,确定是否通畅;②连接肝素帽或正压接头;③用封管液正压封管。

(14)安装固定翼及导管固定:①清理穿刺点,将体外导管放置呈"S"状弯曲;②在穿刺点上方放置一小块纱布吸收渗血,注意不要盖住穿刺点;③安装固定翼,覆盖透明贴膜在导管及穿刺部位,加压粘贴;④在衬纸上标明穿刺的日期。

(15)整理用物及记录。

2. 评估

(1)病人生命体征。

(2)PICC 导管是否畅通。

(3)评估导管固定、通畅及导管相关并发症:①观察穿刺点有无发红、肿胀、渗血及渗液;②观察导管有无移动、脱出、滑入体内、打折及堵塞;③贴膜有无潮湿、脱落、污染。

【实训报告】

1. 写出 PICC 导管护理的措施。

2. 列出操作过程中遇到的护理问题。

(赵培兰)

实训六　气管插管导管的护理

【实训目的】

1. 熟练掌握气管插管护理措施及术后气道管理。

2. 能针对气管导管置入步骤制订护理措施。

3. 培养学生具有气管插管术后气道管理的能力。

【实训前准备】

1. 教师准备　案例的编写、下发,实训场所准备,带教人员准备。

(1)情景案例准备:病人,男,23 岁,车祸致"重型颅脑损伤",急诊入院,收住 ICU 治疗。目前病人昏迷,生命体征不稳定。医生给予该病人气管插管连接呼吸机辅助呼吸。请你配合医生为该病人进行气管插管,并做好插管后的相关护理。

(2)模拟情景场所准备:模拟 ICU 场景。病室环境安静、清洁、温湿度适宜,无对流风。

(3)带教人员准备:确定带教人数,集体备课,统一带教内容与要求。

2. 学生准备　着装整洁(衣、帽、鞋),洗手、戴口罩,剪指甲。认真阅读实训案例,查阅资料,复习气管插管适应证、禁忌证、操作流程、护理措施等相关知识;划分实训小组,选出小组负责人,根据案例,分配情景模拟角色。准备记录本、笔。

3. 用物准备　气管插管模拟人、喉镜、气管导管、管芯(导丝)、牙垫、简易呼吸器、吸引器、吸痰管、注射器、气囊测压器、听诊器、护理记录单等。

【过程与方法】

1. 教师讲解本次实训的目的和要求及操作流程。

目的:掌握气管插管术的护理措施及术后气道管理。

要求:具有气管插管术后气道管理的能力。

2. 操作流程

(1)学生按双人互换角色分为若干组操作。

（2）小组成员讨论案例，在前期准备基础上，进一步细化实训方案，指导教师给予指导意见。

（3）检查用物：备好牙垫、注射器、吸痰管、吸引器、简易呼吸器、胶布、听诊器，安装好喉镜片，检查光源及喉镜各部位以确保其性能良好。选择好导管，插入导丝塑形，在导管远端上石蜡油备用。

（4）病人准备：病人仰卧，颈部伸展，头尽量后仰，使口腔－咽－喉在一直线上。

（5）暴露会厌、声门：术者位于病人头端，用右手打开病人口腔。左手持喉镜，喉镜从右口角置入口腔，将舌体推向左侧同时前移，显露悬雍垂，再略向前深入使镜片前端进入舌根和会厌角内。此时垂直提起喉镜（严禁以门齿作为支点用力），挑起会厌显露声门。

（6）插入导管：术者右手持导管中上段插入口腔，前端斜口对准声门轻柔插入。导管远端过声门1cm后助手迅速拔出导丝（术者固定好导管，避免助手将导管拔出），继续将导管前移。置入导管深度（导管远端距门齿距离）男性为22～24cm，女性为20～23cm。

（7）确认插管位置、固定导管：给导管气囊充气3～5ml，其囊内压维持在27～34cmH$_2$O，以恰好封闭气道不漏气为原则。连接呼吸气囊通气，同时听诊双肺呼吸音是否对称，双肺呼吸音对称表明导管位置正确。置管成功后上牙垫，退出喉镜，用吸痰管吸取气管内分泌物，确保呼吸道通畅后连接呼吸机辅助呼吸并固定导管。

3. 教师在整个过程中观察指导实训，并对每位学生的表现给予评价，填写实训评价表。

4. 实训结束，各小组总结，教师点评。

5. 整理用物，清理实训场所。

6. 评估

（1）插管后病人生命体征。

（2）评估病人通气情况。

【实训报告】

1. 写出气管插管病人的护理措施。

2. 列出气管插管确认导管位置的方法。

（赵培兰）

实训七　气管切开导管的护理

【实训目的】

1. 学会气管切开导管的护理措施。

2. 能针对气管切开导管置入步骤，制订护理措施。

3. 培养学生气管切开导管护理的能力。

【实训前准备】

1. 教师准备　案例的编写、下发，实训场所准备，带教人员准备。

（1）情景案例：病人，男，43岁，因头面部严重烧伤入院收入ICU治疗，接诊时病人呼吸困难，拟行气管切开置管改善病人呼吸情况，请你配合医生为病人进行气管切开置管术，并做好置管后的导管护理。

（2）模拟情景场所准备：模拟ICU病室场景。病室环境安静、清洁、温湿度适宜，无对流风。

（3）带教人员准备：确定带教人数，集体备课，统一带教内容与要求。

2. 学生准备　着装整洁（衣、帽、鞋）、洗手、戴口罩、剪指甲。认真阅读实训案例，查阅资料，复习气管切开置管术适应证、禁忌证、操作流程、护理措施等相关知识。划分实训小组，选出小组负责人，根据案例，分配情景模拟角色。准备记录本、笔。

3. 用物准备　气管切开包（内置甲状腺拉钩、气管扩张钳、手术刀、组织剪、止血钳、持针钳、医用缝针、手术镊、乳胶管等）；紧急情况下一刀、一钳、一剪、一镊即可；适宜的气管套管，此外还需准备供氧装置、负压吸引装置、麻醉药品（1%普鲁卡因或利多卡因）、急救药物、生理盐水、消毒药品、无菌手套、手术照明灯等。

【过程与方法】

1. 教师讲解本次实训的目的和要求及操作流程。

目的：掌握气管切开置管（经皮式切开）的护理措施。

要求：熟悉气管切开置管的操作流程。

操作流程：

（1）解释插管目的、评估病人病情：①解释插管目的，消除病人恐惧心理，取得病人配合；②评估病人生命体征，了解病人的身体状况、出凝血情况；③由医师负责与病人签署手术同意书。

（2）病人准备：仰卧位，头后仰并固定于正中体位，使病人下颌、喉结、胸骨切迹在一直线上，气管向前突出接近皮肤，明显暴露。

（3）消毒铺巾：操作者戴无菌手套，病人颈部皮肤常规消毒，铺洞巾。

（4）局部麻醉：常选择第2、3气管软骨环间隙作为穿刺点。沿手术切口采用局部浸润麻醉，若病人情况紧急，可不考虑麻醉。

（5）在穿刺点切开皮肤（1cm横切口），用血管钳纯性分离皮下组织。

（6）穿刺：带鞘管注射器抽吸1~2ml生理盐水，将针头刺入气管，回抽时有气泡，说明已进入气管。

（7）置入管道：①将导丝通过注射器鞘管置入气管，移出注射器。②用皮肤扩张器扩张皮下组织。③气管钳扩张皮下组织合拢后沿导丝滑入。当气管钳尖端接触气管前壁时，撑开气切钳，扩张皮下组织后，取出气管钳。④最后沿导丝置入气管套管，拔出导丝及套管内芯，确认套管在气管内，固定套管，吸净气道分泌物后连接呼吸机辅助呼吸。

2. 评估

（1）置管后病人生命体征。

（2）评估机械通气效果。

（3）评估病人是否出现气管切开置管相关并发症。

【实训报告】

1. 写出气管切开导管护理的措施。

2. 写出气管切开置管术常见并发症及其防范措施。

（赵培兰）

实训八　重症监护病人的基础护理

一、口腔护理

【实训目的】

1. 知识目标

（1）掌握口腔护理原则。

（2）熟悉口腔护理的目的。

2. 技能目标

（1）学会口腔护理的方法。

（2）制订口腔护理的护理措施。

3. 情感目标　培养良好的动手能力和护患沟通能力。

【实训前准备】

1. 学生准备　衣帽整洁、修剪指甲、洗手、戴口罩。

2. 环境准备　室内光照充足,环境安静、宽敞整洁。

3. 用物准备　治疗盘内准备:口腔护理包(治疗碗1个、漱口溶液棉球若干、弯血管钳1把、镊子1把、纱布2块、压舌板1个、弯盘1个)、吸管1根、温开水、治疗巾、手电筒、棉签、石蜡油、一次性手套、水杯、必要时准备开口器。口腔外用药准备:西瓜霜、冰硼散、金霉素甘油、润喉片、制霉菌素甘油、锡类散、新霉素等常用漱口溶液。

【过程与方法】

1. 护理评估

（1）病人自理能力。

（2）病人的意识状态,配合程度。

（3）病人口腔状态,口唇有无干裂出血,有无义齿,口腔黏膜有无溃疡、出血,口腔有无特殊异味等。

2. 实训操作方法

（1）核对病人姓名、床号、腕带,告知目的并取得配合。

（2）协助病人仰卧或侧卧,头偏向护士一侧,将治疗巾铺于病人颌下及胸前,置弯盘于病人口角旁,用温水湿润口腔,防止张口时口唇开裂出血。

（3）清醒病人嘱其开口用吸管漱口,如昏迷、牙关紧闭病人禁忌漱口,可用开口器张口。一手持压舌板轻轻打开左侧颊部,另一手用血管钳夹取含漱口液棉球(棉球以不滴水为宜)清洗左外侧面,由臼齿向门齿依次纵向擦洗。换棉球同法擦对侧,然后依次擦洗牙齿左内上侧面、上咬合面、下内侧面、下咬合面、弧形擦洗左侧颊部,同法擦洗右侧。由内向外上颚、舌面及舌下。避免接触咽部,引起恶心。

（4）护理完毕协助病人再次漱口,拭去水渍,清点棉球;如有口腔病变,酌情处理。

（5）安置病人取舒适卧位,整理床单位、清理用物、洗手、记录。

3. 注意事项

（1）擦洗时动作要轻柔,特别是凝血功能差的病人,要防止损伤口腔面膜及牙龈。

（2）昏迷病人吞咽反射迟钝或消失,口腔护理时禁忌漱口,棉球不宜过湿,以免发生误吸;对不能自行张口的病人需用开口器时,应从臼齿处放入,牙关紧闭病人不可用暴力助其张口;每擦一个部位更换一个棉球,擦拭后要检查棉球数量,防止遗留在口腔内。

(3)如有活动义齿应取下义齿,用牙刷刷干净义齿,用冷水冲干净,待口腔护理完成后戴上。

(4)长期使用抗生素的病人,应注意观察其口腔内有无真菌感染,及时用药。

(5)操作过程中,清洁物品和污染物品应分开放置,传染病病人使用后的物品按照隔离消毒原则处理。

【实训报告】

1. 制订口腔护理相应的护理措施。

2. 写出常用漱口溶液及作用。

3. 列出口腔护理的注意事项。

二、皮肤护理-床上擦浴

【实训目的】

1. 知识目标

(1)掌握床上擦浴的适应证。

(2)熟悉床上擦浴的目的。

2. 技能目标

(1)学会床上擦浴的方法。

(2)制订皮肤护理的护理措施。

3. 情感目标 培养良好的动手能力和护患沟通能力。

【实训前准备】

1. 学生准备 衣帽整洁、修剪指甲、洗手、戴口罩。

2. 环境准备 室内光照充足,环境安静、宽敞整洁。

3. 用物准备 治疗车上:脸盆、足盆、水桶2只(一只桶装50~52℃热水,另一只桶装污水)、浴巾、小毛巾2条、橡胶中单、治疗盘(盘内:浴皂、梳子、小剪刀、50%乙醇、润滑剂、清洁衣裤、拖鞋、水温计)、被套及大单,屏风,必要时准备便器。

【过程与方法】

1. 护理评估

(1)辨识病人意识和自理能力。

(2)病人的心理状态,配合程度。

(3)病人病情、沐浴习惯、有石膏固定、长期卧床、虚弱病人,应根据其皮肤状况擦浴。

(4)观察病人皮肤完整性,有无破溃出血、水肿、瘙痒等症状。

2. 实训操作方法

(1)核对病人姓名、床号、腕带,告知目的,取得配合。

(2)关闭门窗,屏风或隔帘遮挡,将室内温度调至22~26℃,根据病情放平床头及床尾,掀开床尾盖被。

(3)脸盆倒入热水,水温50~52℃为宜。

(4)将毛巾浸湿,包成手套状(图6-8)先擦洗眼、面部,然后脱衣,依次擦拭上肢→腋窝(图6-9)→双手→胸腹部→背部→穿衣→脱裤→下肢(换水、毛巾)泡洗双足(图6-10)→会阴部(换水、换盆、换毛巾、垫橡胶中单）→穿裤。

（5）必要时修剪指甲、梳发、更换被服等。

（6）协助病人取舒适卧位，整理床单位，洗手，记录。

3. 注意事项

（1）操作时，运用人体力学原理，遵循节力原则，避免肌肉损伤。

（2）擦浴时为病人脱衣，应先近侧后远侧、先健侧后患侧，穿衣时则相反。

（3）动作轻柔，尽量减少翻动病人的次数。

（4）注意为病人保暖，保护病人隐私。

【实训报告】

1. 制订床上擦浴的护理措施。

2. 列出皮肤护理的注意事项。

三、压疮的护理

【实训目的】

1. 知识目标

（1）掌握压疮的分期及易发部位。

（2）熟悉压疮的概念及护理目的。

2. 技能目标

（1）学会压疮护理的方法。

（2）制订压疮护理的护理措施。

3. 情感目标　培养良好的动手能力和护患沟通能力。

【实训前准备】

1. 学生准备　衣帽整洁、修剪指甲、洗手、戴口罩。

2. 环境准备　室内光照充足，环境安静、宽敞整洁。

3. 用物准备　无菌敷料、无菌镊2把、无菌棉球、无菌手套、无菌生理盐水、3%过氧化氢溶液、0.02%呋喃西林溶液，50%乙醇，橡胶单、中单、胶带。

【过程与方法】

1. 护理评估

（1）观察病人皮肤完整性，辨识病人压疮分期。

（2）病人的心理状态，配合程度。

2. 实训操作方法

（1）核对病人姓名、床号、腕带，告知目的，取得配合。

（2）关闭门窗，屏风或隔帘遮挡，将室内温度调至22～26℃。

（3）局部按摩法：蘸少许50%乙醇溶液以手掌大鱼际和小鱼际紧贴病人皮肤，压力均匀的做向心方向按摩，由轻到重，再由重到轻。每次按摩3～5min。已经发红的皮肤不宜按摩。

（4）炎症浸润期和溃疡期：应先将橡胶单和中单垫于身下，双手执无菌镊，夹取无菌生理盐水棉球、3%过氧化氢溶液棉球或0.02%呋喃西林溶液棉球充分擦洗伤口表面，从内向外依次擦拭后，用无菌敷料覆盖伤口，粘贴胶带固定。

（5）协助病人取舒适卧位，整理床单位，洗手，记录。

3. 注意事项

（1）严格掌握无菌原则。

（2）在换药过程中，用两把镊子清洁伤口，实行无菌原则，一把镊子接触伤口，另一把镊子接触敷料作为传递，二者不可混用。

（3）动作轻柔，注意为病人保暖，保护病人隐私。

【实训报告】

1. 列出压疮护理的分期及护理要点。

2. 制订压疮的护理措施。

（邸竹音）

教学大纲（参考）

一、课程性质

重症监护技术是中等卫生职业教育护理专业一门重要的专业方向课程。本课程主要内容包括对重症监护室的护理管理、护理技术以及导管护理、体位转化、转运方法以及基础护理和沟通技巧。主要任务是使学生具有良好的职业道德素养，对重症监护病人实施护理的基本过程有初步认识，同时培养学生运用重症监护技术的基本知识和方法解决病人的疾病护理及心理问题的职业能力。本课程的先修课程包括药物学基础、基础护理、健康评估、内科护理、外科护理等核心课程，后续课程是急救护理技术。

二、课程目标

寓价值观引导于知识传授和能力培养之中，通过本课程的学习，学生能够达到下列要求：

（一）职业素养目标

1. 具有有敬佑生命、救死扶伤、甘于奉献、大爱无疆的职业精神和良好的职业道德；理解病人的价值观念及人文背景；保护其隐私。

2. 具有良好的法律意识，自觉遵守有关医疗卫生的相关法律法规，依法实施护理任务。

3. 具有良好的护患交流、医护团队合作的职业素养。

4. 具有良好的人文精神，珍视生命，关爱病人。

5. 具有从事护理工作的健康体质，良好心理素质和社会适应能力。

（二）专业知识和技能目标

1. 掌握重症监护护理的基本知识和基本技能。

2. 掌握常用的重症监护技术及相关知识。

3. 了解重症监护病人常见的心理问题及护理措施。

4. 熟练掌握心电监护护理、有创无创血压监测，各种导管的护理及输液泵、除颤仪的应用。

5. 学会呼吸机使用护理及心电图机的应用。

三、学时安排

教学内容	学时		
	理论	实践	合计
一、绪论	1	0	1
二、重症监护室的护理管理	4	0	4
三、重症监护常用的护理技术	6	2	8
四、重症监护病人的导管护理	2	2	4
五、重症监护病人的体位转换及转运方法	2	0	2
六、重症监护病人的基础护理	2	1	3
七、重症监护病人的心理护理	2	0	2
★机动	2	2	4
合计	19	5	24

★机动学时未计入总学时数，各学校根据教学实际灵活处理。

四、教学内容和要求

单元	教学内容	教学要求	教学活动参考	参考学时	
				理论	实践
一、绪论	（一）概述		理论讲授 情景教学	1	0
	1. 重症监护技术的概念与范畴	掌握			
	2. 重症监护技术的产生与发展	了解			
	3. 学习目的与要求	了解			
	（二）重症监护室的模式及收治范围				
	1. 重症监护室的组成	了解			
	2. 重症监护室的模式	熟悉			
	3. 重症监护室的收治范围	熟悉			
	（三）重症监护室的工作任务				
	1. 危重症病人的监测	了解			
	2. 危重症病人的导管护理	了解			
	3. 危重症病人的心理护理	了解			
二、重症监护室的护理管理	（一）重症监护室的设置、设备及管理		理论讲授 案例分析 讨论	4	0
	1. 设置要求	熟悉			
	2. 基本设备	了解			
	3. 设备管理	掌握			
	（二）重症监护室的工作规程				
	1. 病人的转入	了解			
	2. 工作制度	掌握			
	3. 病人的转出	了解			
	（三）重症监护室的护理常规				
	1. 护理交接	熟悉			
	2. 基础监护	熟悉			
	3. 监护的分级管理	熟悉			
	（四）重症监护病人的院内感染管理				
	1. 院内感染的危险因素	了解			
	2. 常见的院内感染类型	了解			
	3. 院内感染的控制	了解			
	（五）重症监护中常见的护理事项				
	1. 尊重病人	了解			
	2. 不伤害病人	了解			
	3. 有利病人	了解			
	4. 公正	了解			

单元	教学内容	教学要求	教学活动参考	参考学时	
				理论	实践
二、重症监护室的护理管理	（六）重症监护室护士的必备素质				
	1. 道德素质	了解			
	2. 心理素质	了解			
	3. 专业素质	了解			
	4. 身体素质	了解			
	（七）重症监护室护理文件的书写				
	1. 入院护理评估单	熟悉			
	2. 重症监护记录单	熟悉			
三、重症监护常用的护理技术	（一）常用监护仪器的临床应用			6	
	1. 多功能监护仪的临床应用	掌握			
	2. 心电图机的临床应用	了解			
	（二）常用治疗仪器的临床应用				
	1. 有创呼吸机的临床应用	了解	理论讲授		
	2. 无创呼吸机的临床应用	熟悉	教学录像		
	3. 电除颤器的临床应用	掌握			
	4. 输液泵的临床应用	掌握			
	5. 亚低温治疗仪的临床应用	了解			
	（三）其他临床常用的重症监护技术				
	1. 血气监测	掌握			
	2. 连续性血液净化	了解			
	实训一　多功能监护仪与输液泵的应用	熟练掌握	技能实践		2
	实训二　心电图机的应用	学会	技能实践		
	实训三　呼吸机的应用	学会	技能实践		
	实训四　电除颤器的应用	熟练掌握	技能实践		
四、重症监护病人的导管护理	（一）静脉与动脉导管的护理			2	
	1. 静脉穿刺置管术及护理	掌握			
	2. 动脉导管的护理	熟悉			
	（二）体外膜氧合导管护理		理论讲授		
	1. 体外膜氧合的分类	了解	教学录像		
	2. 体外膜氧合的护理	熟悉			
	（三）人工气道的护理				
	1. 气管插管导管的护理	掌握			
	2. 气管切开导管的护理	掌握			

单元	教学内容	教学要求	教学活动参考	参考学时 理论	参考学时 实践
四、重症监护病人的导管护理	实训五　经外周静脉置入中心静脉导管的护理 实训六　气管插管导管的护理 实训七　气管切开导管的护理	熟练掌握 熟练掌握 熟练掌握	技能实践 技能实践 技能实践		2
五、重症监护病人的体位转换及转运方法	（一）体位转换 1. 体位转换概述 2. 常用转换方法及护理措施 （二）转运方法 1. 转运方法概述 2. 常用转运方法及护理措施	了解 掌握 熟悉 掌握	理论讲授 多媒体演示 教学录像 角色扮演	2	
六、重症监护病人的基础护理	（一）重症监护病人的饮食与营养 1. 肠道功能评估 2. 饮食与营养的特点 3. 营养支持的基本原则 4. 营养支持的应用 （二）重症监护病人的清洁护理 1. 口腔护理 2. 头发的护理 3. 皮肤护理 4. 压疮护理 5. 会阴部护理	了解 了解 熟悉 熟悉 掌握 熟悉 熟悉 掌握 熟悉	案例分析 讨论 示教 多媒体演示	2	
	实训八　重症监护病人的基础护理	学会	技能实践		1
七、重症监护病人的心理护理	（一）重症监护病人的心理反应 1. 常见的不良心理反应 2. 常见不良心理反应的原因 （二）重症监护病人的心理护理 1. 心理护理的原则 2. 心理护理的措施	了解 了解 熟悉 掌握	理论讲授 角色扮演 讨论	2	

五、说明

（一）教学安排

本教学大纲主要供中等卫生职业教育三年制护理专业教学使用,在第 3 学期开设,总学时为 24 学时,其中理论教学 19 学时,实践教学 5 学时,学分为 1 学分。安排 4 学时机动,供各学校在教学过程中灵活掌握。

（二）教学要求

1. 全面落实课程思政建设要求，教学中应注意呈现思政元素，实现德、识、能三位一体育人。本课程对理论部分教学要求分为掌握、熟悉、了解3个层次。掌握是指对基本知识、基本理论有较深刻的认识，并能综合、灵活地运用所学的知识解决实际问题。熟悉是指能够领会概念、原理的基本含义，解释护理现象。了解是指对基本知识、基本理论能有一定的认识，能够记忆所学的知识要点。

2. 本课程重点突出培养学生良好的职业素养，尊重生命，服务病人的意识，以"岗位胜任力"为导向的理念，在实践技能方面分为熟练掌握和学会2个层次。熟练掌握是指能独立、规范地完成心电监护护理，完成各种导管的护理及输液泵、除颤器的应用。学会是指在教师的指导下能完成心电图机的应用，能初步实施重症监护病人的基础护理。

（三）教学建议

1. 本课程按照重症监护室护士岗位的工作任务和职业能力要求，重视急救护理方向护士职业素质的养成，强化理论实践一体化，突出"做中学，做中教"的现代职业教育特色，根据培养目标、教学内容和学生特点以及职业资格考试要求，提倡项目教学、案例教学、任务教学、角色扮演、情境教学的方法，充分利用校内、外实训基地，将学生的自主学习、合作学习和教师引导学习的教学形式有机结合。

2. 教学过程中，可通过测验、观察记录、技能考核和理论考试等多种形式对学生的职业素养、专业知识和技能进行综合评价。评价应体现评价主体、评价过程、评价方式的多元化。评价内容不仅要关注学生对知识的理解和技能的掌握，更要关注其所学知识在重症监护工作实践中的运用与解决实际问题的能力。

参 考 文 献

[1] 范文洋,张喆,马青变,等 .ECMO 专题 [J]. 中国急救医学 .2021,41（7）:596-640.

[2] 胡爱招,王明弘 . 急危重症护理学 [M]. 北京:人民卫生出版社,2018.

[3] 季诚,罗仕荣 . 基础护理技术 [M]. 北京:人民卫生出版社,2016.

[4] 李小寒,尚少梅 . 基础护理学 [M]. 6 版 . 北京:人民卫生出版社,2017.

[5] 刘旭平 . 重症监护技术 [M]. 2 版 . 北京:人民卫生出版社,2015.

[6] 万紫旭 . 急危重症护理 [M]. 北京:人民卫生出版社,2016.

[7] 徐磊,鹿兴 . 体外膜氧合在 ICU 中的应用与管理 [J]. 中国医师进修杂志,2017,40（1）:13-16.

[8] 张波,桂莉 . 急危重症护理学 [M]. 4 版 . 北京:人民卫生出版社,2017.

[9] 周春美,陈焕芬 . 基础护理技术 [M]. 2 版 . 北京:人民卫生出版社,2019.

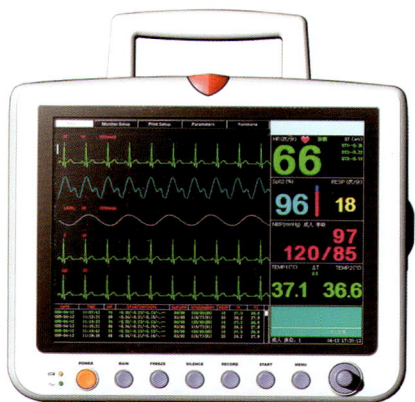

文末彩图 3-1　多功能监护仪

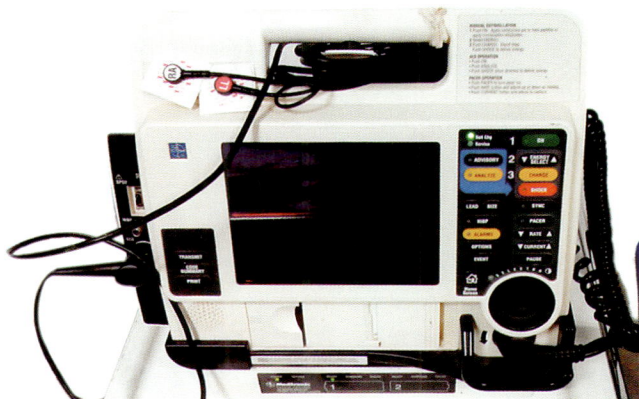

文末彩图 3-7　电除颤器

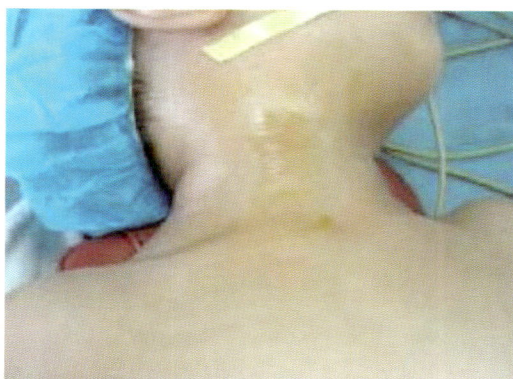

文末彩图 4-1　中心静脉置管术病人体位

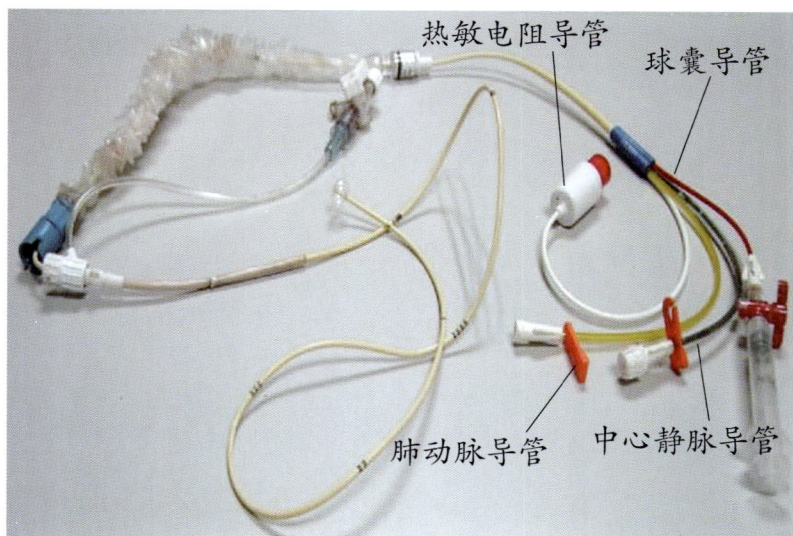

热敏电阻导管

球囊导管

肺动脉导管

中心静脉导管

文末彩图 4-4　血流导向气囊导管构造及置入径路

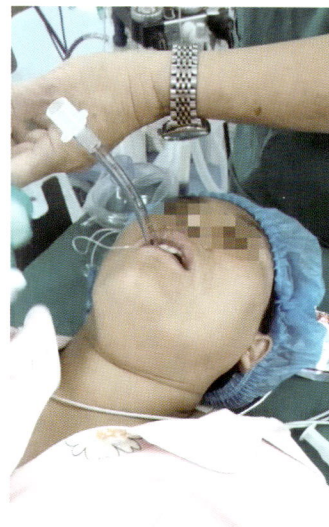

文末彩图 4-8　气管内插管病人体位